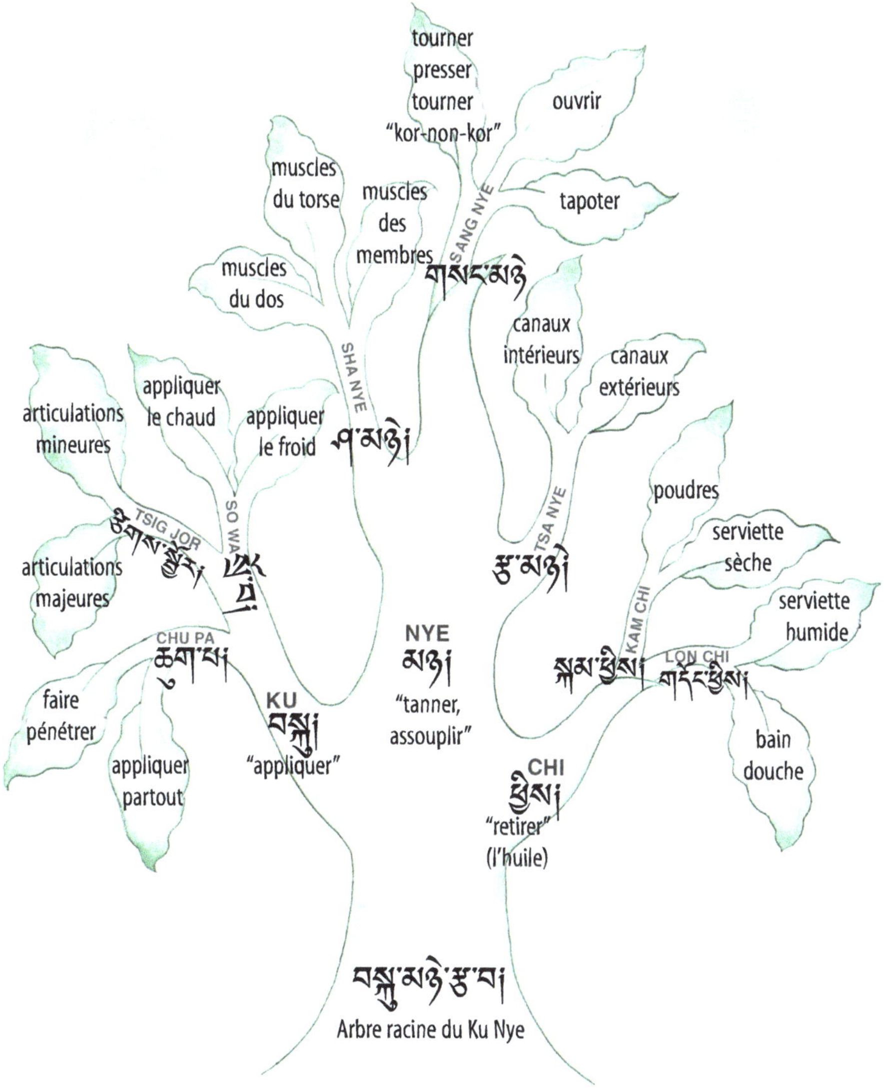

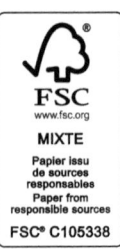

Avertissement

Ce livre reproduit uniquement des informations tirées des textes tibétains anciens de médecine traditionnelle compilés par Dr Nida Chenagtsang.
Il s'agit du texte original, écrit par Dr Nida Chenagtsang en tibétain. Ce livre n'est pas un encouragement à l'auto-médication et ne remplace en rien la consultation avec un médecin.

Edition: BoD-Books on Demand
12/14 rond-point desChampsElysées
75008Paris
Imprimé par BoD–Books on Demand, Norderstedt

Première édition française 2019
Traduit par Anita et Elise Mandine
Sous la direction de Docteur Nida Chenagtsang
Edition originale, RPC, 2001
Couverture: Olivier Guichard
Photo: Droits Réservés Sorig Khang International

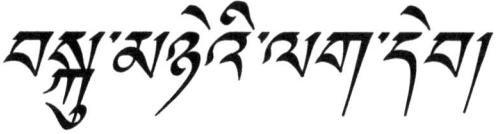

bsku mnye'i lag deb
le livre du Ku Nyé

Nida Chenagtsang

KU NYE

L'ART TIBÉTAIN
DU MASSAGE

AVANT PROPOS DU TRADUCTEUR

Le terme tibétain qui désigne la médecine traditionnelle est: Sowa Rigpa གསོ་བ་རིག་པ་, ou Sorig, གསོ་རིག་, ce qui se traduit à la fois par : «science de la guérison» et «nourriture de la conscience». Sowa Rigpa comprend cinq thérapies externes principales. Elles sont énumérées dans le Gyu Shi (Les Quatre Tantras de la médecine , en tib. *rgyud bzhi)*, dans le dernier des Quatre Tantras dans l'ordre suivant: saignée, moxibustion, compresses, balnéothérapie et enfin massage.

Le massage tibétain est une méthode thérapeutique ancienne qui fait partie intégrante du système médical traditionnel tibétain, on l'appelle le Ku Nyé (tib. *bsku mnye*). Littéralement, *bsKu* signifie «appliquer», et *mnye* signifie «pétrir, tanner».
Un Ku Nyé complet comporte trois parties :
- bsKu བསྐུ་ la phase du Ku : appliquer de l'huile chaude de la tête aux pieds
- mnye མཉེ་ la phase du Nyé : pétrir, frictionner, assouplir et donc «tanner» la peau, les muscles, les tendons, les canaux énergétiques et les points
-phyis ཕྱིས་ la phase du Chi : retirer l'huile avec des poudres spéciales.

Le massage Ku Nyé est destiné aussi bien aux personnes bien portantes qu'aux personnes malades. Un praticien expérimenté saura choisir parmi les techniques disponibles celles qui seront le mieux adaptées à la situation afin d'apporter un mieux-être à la personne.
Le Ku Nyé peut être appliqué en prévention ou dans le but de rééquilibrer le corps. Un Ku Nyé complet effectué dans les règles de l'art apporte de nombreux bienfaits qui se répercutent aux trois niveaux de l'être :
le physique, l'énergie et le mental.

Il s'inscrit parfaitement dans les besoins de notre société moderne et s'allie facilement à toutes les thérapies modernes. L'idéal est qu'il soit effectué par un médecin de la médecine tibétaine traditionnelle, cependant, il peut aussi très bien être effectué par des masseurs, parents ou amis, en tant qu'activité visant à conserver une bonne santé. La connaissance et la pratique du massage devraient faire partie intégrante de notre hygiène de

vie. Elle ne remplace pas les traitements de la médecine moderne. Dr Nida nous dit : «Les occidentaux qui désirent utiliser le massage tibétain au sein de leur pratique clinique doivent comprendre les principes de la médecine tibétaine, connaître les herbes et les plantes médicinales indispensables pour traiter les divers problèmes. Ils doivent également se familiariser avec la théorie et la pratique des thérapies externes susmentionnées en étudiant les Quatre Tantra de la médecine tibétaine.
Toutefois, les explications données dans ces traités ne permettent pas d'appliquer de manière satisfaisante les différentes thérapies externes, c'est pourquoi il est très important qu'elles soient accompagnées d'instructions orales essentielles et pertinentes délivrées par un enseignant qualifié.»

Cette édition française reprend toute la partie du livre original tibétain qui concerne le massage, mais n'inclut pas les parties concernant les autres thérapies externes telles que les ventouses, les compresses, la moxibustion, la balnéothérapie et une technique vibratoire peu utilisée de nos jours car très protégée au Tibet: le Yuk Chö, ou «thérapie des baguettes». Il n'inclut pas non plus le massage des chakras et le chapitre sur l'anatomie subtile. Ces techniques feront l'objet de futures parutions. Par ailleurs, la technique de la saignée qui est considérée par Sowa Rigpa comme une des thérapies externes les plus effiaces, n'est pas non plus incluse dans cet ouvrage, compte tenu des risques liés à cette technique. Cependant, on y décrit une technique simple et pratique du massage qui s'utilise sur les points de saignée, afin d'améliorer la circulation et refroidir le corps.

Malgré les nombreuses relectures et corrections, des erreurs sont certainement encore présentes et j'en serai entièrement responsable.
Je dédie ce livre à ma mère adorée Anita Mandine qui a traduit et relu ce livre avec moi.

Puisse ce livre être bénéfique à tous les êtres !
Avec une gratitude infinie pour mon enseignant Nida Chenagtsang dont la générosité suprême nous ouvre les portes du jardin merveilleux de Sowa Rigpa!

Elise Mandine , 07 Novembre 2019

AVANT PROPOS DE L'AUTEUR

Mon propos est basé sur les instructions essentielles contenues dans les traités de médecine tibétaine et sur les indications orales que j'ai reçues pendant mes études et ma pratique médicale dans la clinique de Lhoka (Tibet central), du docteur Jamyang Lhundrup, expert en Ku Nyé, dont le savoir lui a été transmis à travers sa lignée. J'ai reçu également l'enseignement sur la théorie du Ku Nyé et sur divers aspects de la médecine tibétaine du professeur Gojo Wangdu, célèbre professeur de médecine traditionnelle tibétaine à l'Université de Lhassa. En outre, j'ai recueilli toute la matière existant en langue tibétaine sur le Ku Nyé, qui jusqu'à ce jour était fragmenté en plusieurs textes médicaux et religieux. Pour plus de clarté, j'ai inclus des dessins et des photographies. Je me joins au souhait du père fondateur de Sowa Rigpa, Yuthok Yonten Gonpo:

> "Mon souhait est que la Médecine Tibétaine
> se répande comme l'immensité du ciel pour le bien de tous les êtres
> sensibles."

Docteur Nida Chenagtsang

INTRODUCTION

Origine et développement de Sowa Rigpa, la médecine tibétaine

Les témoignages historiques établissent que la médecine tibétaine est une tradition ancienne qui remonte à environ 8000 ans. Elle naquit de l'expérience des hommes qui cherchaient à guérir les maladies et à résoudre de simples problèmes de santé. Pour leur survie, ils découvrirent les propriétés curatives de certains aliments et boissons, les résultats de comportements particuliers et les effets de thérapies externes de base. Ils découvrirent les propriétés curatives de certaines plantes en observant le comportement des animaux, qui les utilisaient d'instinct pour guérir leurs blessures. Au contact de la nature, ils découvrirent les propriétés des eaux thermales et les autres ressources de l'environnement. De plus, les ermites, qui au cours de leurs méditations expérimentaient des états de perception spéciale et de lucidité, reconnurent les vertus curatives des diverses substances. Ainsi se développa progressivement une science des remèdes pour les maladies, qui était certes élémentaire mais spécifique, formant un corpus de connaissances communes aux autochtones. Ce trésor de connaissance, transmis par les anciens guérisseurs concernait les quatres aspects mentionnés plus tard dans les Quatre Tantras Médicaux: le régime alimentaire, le comportement, les herbes médicinales et les thérapies externes; il fut conservé et accru par les expériences successives. Environ 3000 ans avant JC, la théorie et la pratique des Tibétains dans le domaine du soin et de l'utilisation des plantes atteignirent les pays limitrophes comme l'Inde et la Chine. Dans le même temps, des substances médicinales importées d'autres pays se répandirent au Tibet. Les Tibétains en étudièrent leurs vertus curatives et petit à petit les introduisirent dans leur pharmacopée. La médecine tibétaine est une discipline importante et vaste, richement dotée de caractéristiques indigènes uniques au monde. Le célèbre médecin tibétain Che Bu Tri She, qui vécut à peu près 2000 ans avant JC, compila ce savoir autochtone du Tibet dans le *Bum Shi*, le plus ancien traité existant sur la médecine tibétaine. Il y expose un système médical complet et précis, tant dans la théorie que dans la pratique. Ce traité comprend trois parties principales qui concernent respectivement les maladies, les méthodes de diagnostic et les traitements. C'est à cette époque que la médecine tibétaine commença à se systémiser. Les médecins qui pratiquèrent selon cette méthode à Shang Shung, Asha et d'autres régions du Tibet, en diffusèrent l'utilisation. Les générations suivantes apportèrent des innovations significatives au développement de la médecine tibétaine traditionnelle.

Au Vième siècle, Dungi Torchog Chan accrut grandement la connaissance et la pratique de la médecine tibétaine exposée dans le Bum Shi, dans toutes les régions du Tibet. Il fut le premier médecin à utiliser la médecine ayurvédique, et fut en outre le médecin personnel du roi Lha Tho Thori. Il fut à l'origine d'une tradition qui se transmit à ses descendants.

A VIième siècle, Ahs, un chirurgien expérimenté, pratiqua diverses opérations chirurgicales: par exemple, il opéra le roi Tagri Nyenzig de la cataracte. Sous son influence, la chirurgie progressa beaucoup. L'opération de la cataracte est encore pratiquée par certains médecins tibétains selon la méthode décrite dans le *Bum Shi*.

Au VIIième siècle, le médecin connu sous le nom de Galeno, originaire du Tibet occidental, se rendit au Tibet central, où il eut des échanges de vues sur la théorie et la pratique avec ses collègues, le médecin Indien Bharad-vaja et le médecin Chinois Hen Wong Hong. Il en résulta un traité en sept chapitres, intitulé *L' arme de l'invincibilité*. Galeno enseigna la Médecine à ses fils Lhorong et Sogpo et les envoya au Tibet central et oriental où ils répandirent la connaissance de la médecine tibétaine sur les bases du *Bum Shi*.

Au VIIIième siècle, le célèbre et brillant médecin Yuthog Yonten Gonpo, l'Ancien, revisita le *Bum Shi* et y ajouta des explications supplémentaires. Il en changea aussi le nom en *Gyu Shi (tib. rgyu bzhi)*, les Quatre Tantra. Dans le même temps, dans la région de Menlung, à Kongpo, il fonda le premier collège de Médecine Tibétaine et le premier hôpital ; il contribua ainsi grandement à la diffusion de la médecine tibétaine. La durée du cursus des études fut fixée à douze années, à la fin desquelles les étudiants se voyaient attribuer quatre différents doctorats selon ce qu'ils avaient assimilé. Yuthog Yonten Gonpo est considéré comme l'un des meilleurs médecins tibétains qui aient vécu au Tibet: pour cette raison, même à ce jour les médecins tibétains aiment beaucoup étudier ses traités, qui comprennent aussi des manuels d'astrologie.

Contemporaine de Yuthog Yonten Gonpo, fut la grande yogini Yeshe Tsogyel, célèbre pour avoir soigné des personnes mourantes ou gravement blessées, et dont il serait utile d'étudier les méthodes de guérison lors d'études plus approfondies.

Au IXième siècle, le terton Dorbum Chodrag composa Le Grand vase de nectar et Le petit vase de nectar. Ces textes médicaux sont parmi les plus célèbres manuels sur le traitement des maladies infectieuses et contagieuses. Il fut le premier à être reconnu comme un spécialiste du traitement de ces maladies.

Au Xième siècle, Rinchen Zangpo, un célèbre traducteur qui avait aussi une grande connaissance de la médecine traduisit du sanskrit au tibétain le traité ayurvédique connu comme *Les huit branches* et son commentaire, *La lumière de la lune*. Rinchen Zangpo contribua dans une grande mesure à faire connaître ces traités et le *Gyu Shi*.

Au XIième siècle, le célèbre médecin Myame Dagpo Gampopa produisit de nouveaux médicaments à partir de recherches effectuées sur des cadavres. Il fut l'auteur d'un texte important intitulé *Dagpo Thorbum*, dans lequel il consigna de nombreuses ordonnances et explique diverses méthodes de diagnostic.

Au XIIième siècle Yuthog Yonten Gonpo le Jeune accomplit de vastes recherches cliniques afin de vérifier le contenu des *Quatre Tantra* et ajouta des explications concernant le pouls et l'analyse des urines. Il transmit toute la connaissance résultant de sa pratique à ses étudiants, en particulier à Sumton Yeshe Zung. Celui-ci recueillit les enseignements sur la pratique spirituelle transmise aux médecins par Yuthog Yonten Gonpo dans un volume intitulé le *Yuthog Nyingthig, l'essence des enseignements spirituels de Yuthog*. Ce texte contient de nombreux points essentiels qui réunissent la pratique médicale et la pratique spirituelle.

Au XIIIième siècle, le Guru Chowang, le terton Ramo Shelmen et d'autres diffusèrent beaucoup la médecine tibétaine. Guru Chowang, en particulier, découvrit beaucoup de médicaments à but préventif, par exemple pour favoriser la longévité et le rajeunissement. Un contemporain du Guru Chowang, Dranti Jamphel Zangpo, fut invité dans la ville de Sakya, le siège principal de la lignée Sakya du bouddhisme tibétain, où il fonda un collège de médecine traditionnelle d'où est originaire le système médical nommé Sakya Mendrong.

Changpa Namgyel Dragzang, à la fin du XIVième siècle, fonda la fameuse école Chang. Cette tradition particulière mettait en relief l'utilisation de l'astrologie dans la pratique médicale.

Au XVième siècle, Zurkhar Nyamnyi Dorje invita plusieurs médecins à un congrès, dans le but d'unifier les différentes théories et pratiques médicales. A partir du résultat de cet échange d'expériences il fonda et répandit un système qui fut ensuite connu comme l'école Zur. Cette dernière et l'école Chang constituent toujours les deux principaux systèmes médicaux du Tibet.

Au XVIième siècle vécut Gonmen Konchog Pendar, pratiquant spirituel et particulièrement au courant de toutes les applications de la médecine tibétaine. L'un de ses contemporains, Zurkhar Lodro Gyelpo, est connu comme l'auteur des *Instructions orales des avi*, le commentaire le plus détaillé et le plus clair des *Quatre Tantra*. Au même moment, Drigung Chokyi Dragpa écrivit aussi des commentaires aux traités de la médecine, introduisit de nouvelles ordonnances dans la pharmacopée tibétaine et fonda l'école médicale de Drigung.

Au XVIIième siècle Darmo Menrampa Lobsang Chodrag écrivit un texte intitulé *Les instructions orales secrètes*, dans lequel il rassembla différentes instructions orales secrètes sur la médecine transmise à travers des lignées de père en fils ou de maître à de rares disciples. Au cours ce même siècle Desi Sangye Gyatso, ministre du Cinquième Dalai Lama, Ngawang Lozang Gyatso, fonda l'Ecole de médecine traditionnelle, à laquelle était annexé l'hôpital de la colline de Chagpori à Lhasa. Des médecins célèbres provenant de tout le Tibet furent invités à enseigner dans cette école et à donner des conférences sur divers arguments médicaux. C'est à ce moment que furent exécutées les fameuses peintures originales, les tangkhas, représentant sous forme d'arbres et de tableaux explicites, tous les champs de la médecine tibétaine, sous la direction de Desi Sangye Gyatso ; Ces quatre-vingt et quelques tangkhas constituent une autre contribution inestimable au développement de la Médecine Tibétaine. Toujours pendant le XVIIième siècle, Dutsi Gyurme et Namgyel Dorje fondèrent une nouvelle école médicale appelée Lhunding Mendrong.

Au XVIIIième siècle Deumar Tenzin Phuntsog, puisant dans sa connaissance des substances médicales compila un manuel de pharmacopée intitulé *La sphère de cristal* et son commentaire, *Le collier de cristal,* dans lesquels sont expliqués : les noms, les descriptions physiques, le goût, les propriétés et le milieu naturel d'environ 2294 médicaments, herbes médicinales, plantes, et substances d'origine animale et minérale. Ces deux oeuvres sont les plus importants manuels de la pharmacopée tibétaine.

Au XIXième siècle Kongtrul Yonten Gyatso écrivit le *Précis de médecine,* un texte de médecine tibétaine pour les débutants qui devint très populaire. Son contemporain, Namgyel Gyatso, écrivit de nombreux textes sur la pratique de la médecine tibétaine. Il est aussi l'auteur de nombreux recueils de mantra et diagrammes de guérison basés sur le principe de la synchronicité qui devinrent très populaires.

Au début du XXième siècle, Tagla Norbu, un érudit et médecin expert en astrologie et médecine fit revivre une sorte de diagnostic appelé le "pouls des pierres", qui consiste en l'observation visuelle des caractéristiques d'une pierre ramassée au hasard par le patient quand il se rend chez le médecin, et au moyen de laquelle on peut obtenir des éléments utiles pour le diagnostic et des pronostics sur l'évolution de la maladie. Khyenrab Norbu, le directeur de l'école Chagpori de Lhasa, réalisa une grande oeuvre de conservation de la science médicale tibétaine. Il développa aussi un nouveau système très simple pour reconnaître et classifier les herbes médicinales.

De nos jours, l'éminent érudit Docteur Troru Tsenam, le docteur Gojo Wangdu, le docteur Jamyang Lhundrup, certains toujours vivants, sont les médecins les plus qualifiés et appréciés au Tibet.

Les origines du massage tibétain

La pratique du massage tibétain est une forme de thérapie indigène qui s'est développée sous le règne de Shang Shung.
L'utilisation de petits cailloux ou de corne d'animaux pour le massage sont des techniques utilisées dès l'âge de pierre. Nous en trouvons le témoignage dans les découvertes archéologiques, et ces méthodes sont à ce jour encore utilisées par les nomades tibétains, même chez ceux qui n'ont aucune connaissance médicale. Les remèdes ont été découverts d'une manière très élémentaire, comme la réponse automatique au prurit qui est de se gratter; comme d'appuyer avec le coude ou le genou sur un endroit douloureux ou de le tapoter du poing. Frictionner la peau et pétrir les muscles avec les mains, placer des petits cailloux ou des bâtonnets sur les points critiques du corps et les utiliser pour exercer des pressions et tapoter pour diminuer la douleur étaient des pratiques courantes. On en déduit que le massage est une forme très ancienne de thérapie.
De même, avant de prendre des médicaments par voie orale, on appliquait des substances huileuses comme du beurre ou des graisses animales ou des huiles végétales qui faisaient partie de l'alimentation de tous les jours, directement sur les parties du corps touchées par la maladie de la peau, œdèmes ou blessures. Utilisant ces méthodes simples, le massage est devenu petit à petit une technique largement diffusée. La connaissance des propriétés curatives des herbes médicinales s'est développée avec le temps en devenant plus précise. On découvrit aussi les points critiques du bLa, l'énergie protectrice du corps et de la vie . De l'interaction de l'expérience quotidienne des gens ordinaires avec l'expérience clinique des médecins est née la forme complète du massage tibétain, ou Ku Nyé.
Le document le plus ancien sur le massage demeure le *Bum shi*. Un chapitre de ce texte traite d'une manière générale des indications et contre-indications du massage, sa technique, ses bienfaits, les huiles et graisses, les herbes médicinales et les préparations des crèmes à utiliser. Donc, les origines du système du massage tibétain se situent aux temps anciens du règne de Shang Shung.

Un document médical de Shang Shung, découvert dans les grottes de Thin Huang, concernant la thérapie, désigne trois des quatre phases qui divisent d'habitude la pratique du massage: l'application d'huile, le massage, l'application de chaleur et les techniques pour retirer les huiles. Le texte dit : "Si une personne souffre de douleurs du dos qui ne sont pas causées par une blessure, il faut masser la zone en la frictionnant ou en la pétrissant, appliquer du beurre et faire se réchauffer un peu le patient au soleil, puis le masser encore avec la paume de la main, appliquer une couche épaisse de lateritum pulvérisé (une roche rouge) et une pierre d'hématite et le faire se reposer un peu. Le résultat sera la guérison".

On a cru –à tort- que le massage tibétain dérivait du mélange de techniques diverses importées de l'Inde ou d'autres pays. Or, au VIIIième siècle le médecin tibétain Yuthog Yonten Gonpo, dans son autobiographie, affirme clairement que les origines du massage, des compresses et des bains aux herbes médicinales remontent au règne de Shang Shung aux environs de l'année 2000 avant JC. L'ancienneté de cette méthode, considérée comme une méthode en soi, est aussi établie par le fait que ce massage Ku Nyé, est nommé clairement dans plusieurs textes religieux du Bön. Le massage traditionnel tibétain est donc une thérapie indigène.

L'essence des huit branches, un traité ayurvédique traduit en tibétain, décrit une forme de massage qui est assez similaire au massage tibétain, c'est pourquoi on croit que le massage tibétain a été importé de l'Inde. Ceci est une interprétation erronée, car le *Bum shi*, dont nous avons déjà dit qu'il est antérieur de deux mille ans aux *Huit branches* et aux *Quatre Tantra*, traite aussi du massage. Au contraire, la forme de massage, typiquement tibétaine, décrite dans le *Bum shi* est la véritable source du massage dont il est question dans les deux autres textes.

Quand le *Bum shi* fut revu et devint les *Quatre Tantra de la médecine tibétaine*, et la discussion sur le massage fut conservée dans l'un de ses chapitres. Par la suite cette discussion fut clarifiée et amplifiée dans les commentaires aux *Quatre tantra*, tels que *Le béril bleu* et *Les instructions orales des avi*.

Les techniques de massage à buts esthétiques, comme l'élimination des rides, des cheveux blancs, de la perte des cheveux, furent introduites par Guru Chowang, un célèbre terton. Lonchen Rabjampa, un grand maître bouddhiste, et Rigdzin Gödem, un autre terton enseignèrent une forme de massage des canaux qui se diffusent à partir des points focaux de l'énergie (et dans le même temps, ils conseillèrent de ne pas pratiquer la saignée ou la moxibustion sur ces points).

Ju Mipham Namgyel Gyatso, un médecin et érudit, divulgua une technique de massage esthétique et un massage sur les points du bLa, ou énergie protectrice, qui tient compte du cycle subtil par lequel cette énergie se déplace dans le corps.

Chapitre I

Principes de base

Quiconque a l'intention de pratiquer le massage tibétain devrait avoir une compréhension générale des quatre arguments fondamentaux de la médecine tibétaine : le corps, les méthodes de soin, leur mode d'application et le médecin.

Le corps
L'étude du corps concerne le corps qu'il soit en bonne santé ou malade. Le corps en bonne santé est décrit en termes de caractéristiques et de nature, alors que l'état détérioré est décrit en termes de nature de la maladie, périodes d'accumulation, manifestation et accalmie de la maladie. Le corps humain est constitué des cinq éléments; terre, eau, feu, vent et espace. L'interaction des particules subtiles qui constituent les cinq éléments est un facteur indispensable dans la formation du corps humain, puisque sans elle, le corps n'existerait pas.

Dans la formation du corps humain:
L'élément Terre a la fonction générale de donner de la consistance au corps et la fonction spécifique de produire la chair, les os et les sensations tactiles et la peau, organe du sens du toucher.

L'élément Eau a la fonction générale de donner de la cohésion au corps et la fonction spécifique de produire le sang et les oreilles, organes base du sens de l'ouïe.

L'élément Feu a la fonction générale de créer les conditions essentielles pour la croissance, la fonction spécifique de produire la chaleur corporelle, les yeux, qui sont les organes de base du sens de la vue.

L'élément Vent a la fonction générale de provoquer la croissance du corps et la fonction spécifique de produire la respiration, et le nez, organe base du sens de l'odorat.

L'élément Espace a la fonction générale de fournir l'espace pour la croissance et la fonction spécifique de produire les cavités du corps et la langue, organe base du sens du goût.

Ces cinq éléments qu'on appelle les «cinq éléments sources», tib. 'byung ba lnga , འབྱུང་བ་ peuvent être compris comme étant cinq types divers de substances ou d'énergies. Au niveau matériel et énergétique ils sont responsables de la formation du corps, mais ils sont aussi les constituants fondamentaux du monde extérieur dans lequel nous vivons tous. Ainsi la médecine tibétaine considère que le corps, la maladie et le remède sont pénétrés par la même nature, celle de ces cinq éléments «sources».

Voyons maintenant la correspondance entre les cinq éléments et les organes du corps après le processus de création et dans une optique de diagnostic et d'interdépendance:

Cinq éléments	Espace	Vent	Feu	Eau	Terre
Cinq sens	Langue	Nez	Yeux	Oreilles	Lèvres
Cinq organes vitaux	Coeur	Poumons	Foie	Reins	Rate
Cinq viscères	Intestin grêle	Gros intestin	Vésicule Biliaire	Vessie/ organes reproducteurs	Estomac
Membres	Tête	Inférieur droit	Supérieur droit	Inférieur gauche	Supérieur gauche

Les cinq éléments représentent le niveau subtil des énergies organiques qui fonctionnent dans le corps et c'est un modèle compliqué à appliquer dans le traitement des maladies. C'est pourquoi, lorsqu'on parle des maladies ou déséquilibres, on utilise plutôt la théorie des trois «nyespa», tib. nyes pa, ཉེས་པ་ qu'on a traduit par «humeur» faisant référence au système de la médecine grecque ancienne des humeurs. Pourtant le sens littéral de *nyes pa* est : «erreur», ou «défaut». Ces trois nyespa ou humeurs sont : le vent, la bile et la phlegme, soit en tibétain : rlung (vent), mKhrispa (feu/ brûler), et Bad Kan (terre eau), souvent écrit : Loung, Tripa, Badkan ou Békan; ce sont des énergies très importantes, responsables des fonctions biologiques du corps.

Les trois humeurs
Voici une brève description des trois nyespa et quelques notions des concepts de santé et de maladie.

rLung
Le Vent, un facteur crucial à la base de la vie même, c'est la plus importante des trois humeurs. Il possède les caractéristiques suivantes : rêche, froid, léger, dur, subtil et mobile. Lorsqu'on observe ces caractéristiques sur le corps, on les appelle : les caractéristiques de l'humeur Vent.
Les fonctions générales du rlung («loung»/vent) comprennent la respiration, le mouvement physique, l'activité intellectuelle. Le Vent donne la force physique, aide à l'assimilation des aliments, donne aux facultés sensorielles le pouvoir de percevoir et il donne le sens de l'équilibre physique.
Il existe cinq types de Vents :
- le Vent qui soutient la vie
- le Vent ascendant
- le Vent pénétrant (ou omni-présent)
- le Vent qui accompagne la chaleur digestive
- le Vent descendant

type de rlung	siège	circulation	fonctions
vent qui soutient la vie	partie supérieure de la tête	tête, gorge, thorax	Préside à la déglutition des aliments et boissons, à la respiration, à la production de salive et aux crachats, aux éternuements et sanglots, il donne de la clarté à l'intellect et à la perception, il garantit le fonctionnement de la mémoire.
Vent ascendant	Thorax	Nez, langue, gorge.	Il produit la parole, la force physique et mentale, éclaircit la couleur et la couleur de la peau ; il donne courage, volonté et clarté de la mémoire.
Vent pénétrant (omni-présent)	Coeur	Toutes les diverses parties du corps, en particulier dans les articulations.	Il règle le mouvement des membres, la marche, l'ouverture et la fermeture des organes des sens et des pores de la peau.
Vent qui accompagne la chaleur digestive	Intestin grêle	Tous les organes internes	Digestion et assimilation de la nourriture, régénération des constituants physiques.

Vent descendant	Gros intestin et rectum	Gros intestin, vessie, o r g a n e s sexuels et cuisses.	Expulsion et rétention des fluides reproducteurs (sperme et ovule), du sang, des matières fécales et des urines, il détermine le mouvement du fœtus dans le ventre maternel et facilite l'accouchement.

mKhrispa

La traduction littérale est «brûler». MKhrispa («tripa»/feu) possède les caractéristiques suivantes : huileuse, incisive (au propre comme au figuré), chaude, légère, malodorante, laxative et humide (ou liquide).
En ce qui concerne les fonctions générales, mKhrispa («tripa»/feu) est l'humeur qui provoque la faim et la soif, règle l'absorption et la digestion des aliments, produit la chaleur corporelle et les belles couleurs, accroît le courage et l'intelligence. Il existe cinq types de mKhrispa :
- mKhrispa («tripa»/feu) digestive
- mKhrispa («tripa»/feu) de la pigmentation (mKhrispa du teint)
- mKhrispa («tripa»/feu) du désir
- mKhrispa («tripa»/feu) visuelle
- mKhrispa («tripa»/feu) qui éclaircit la carnation

type de Tripa	siège	fonctions
mKhrispa digestive	Duodénum et intestin grêle.	Règle la digestion des aliments, sépare les substances nutritives des déchets, augmente la chaleur corporelle et soutient et renforce les autres fonctions de mKhrispa.
mKhrispa de la pigmentation	Foie	Produit les diverses pigmentations de mKhrispa («tripa»/feu) et des autres constituants corporels.

mKhrispa du désir	Coeur	Produit la fierté et le sens de la dignité, fournit l'énergie pour réaliser ses propres idées et ses propres désirs.
mKhrispa visuelle	Yeux	Détermine la perception visuelle.
mKhrispa qui éclaircit la carnation	Peau	Détermine la couleur de la peau, la rend plus claire et agréable.

Bad Kan

Au sens littéral, Bad signifie «rosée» ou l'essence de l'eau, et Kan signifie l'essence de la terre.
Donc cette énergie Bad Kan a les caractéristiques de l'eau et de la terre, c'est à dire : grasse, fraîche (froide), lourde (provoque des douleurs sourdes), lente, lisse, stable et visqueuse. Bad Kan («békan»/eau et terre) fournit la stabilité du corps et de l'esprit, produit le sommeil, relie toutes les articulations majeures et mineures, donne la force de supporter la faim, la soif et la colère, produit la graisse de la peau et des cheveux. Il existe cinq types de Bad Kan :
- Bad Kan («békan»/eau et terre) qui soutient
- Bad Kan («békan»/eau et terre) qui mélange
- Bad Kan («békan»/eau et terre) du goût
- Bad Kan («békan»/eau et terre) de la satisfaction
- Bad Kan («békan»/eau et terre) qui connecte

type de Bad Kan	siège	fonction
Bad Kan qui soutient	Thorax	Sert de base aux autres types de Bad Kan et détermine la fonction des liquides à l'intérieur du corps.
Bad Kan qui mélange	Estomac	Mélange et décompose les aliments solides et liquides.

Bad Kan du goût	Langue	Sert de base à l'expérience du goût.
Bad Kan de la satisfaction	tête	Détermine la sensation de satisfaction dans les expériences relatives aux six sens.
Bad Kan qui connecte	Toutes les articulations du corps, majeures et mineures	Connecte les os des diverses articulations et leur permet le mouvement.

Santé et maladie

Les cinq éléments (byung ba lnga, sens litt. «cinq sources») se retrouvent dans les trois humeurs (nyespa, sens litt. «défaut») : le Vent, mKhrispa («tripa»/feu) et Bad Kan («békan»/eau et terre), à tous les niveaux: théorique, pratique clinique et diagnostique. L'élément Vent correspond à l'humeur Vent (rLung, sens litt. «vent», l'élément Feu correspond à l'humeur mKhrispa (mKhrispa, sens litt. «brûler»), l'Eau et la Terre correspondent à Bad Kan («békan»/eau et terre) (Bad Kan, sens litt. «essence de l'eau et essence de la terre). L'Espace préexiste à tout et se retrouve automatiquement dans les quatre autres éléments ainsi que dans les trois humeurs. On peut donc dire que le corps humain est composé des cinq éléments ou des trois humeurs.

Des conditions et des circonstances diverses comme l'alimentation, le comportement ou l'activité physique, ainsi que les émotions qui perturbent l'esprit peuvent modifier l'état normal du corps et de l'esprit. Ces modifications causent un excès, un manque ou un déplacement (ou désordre) des trois humeurs et s'accompagnent d'absence de bien-être physique et mental, c'est cet état que l'on nomme « la maladie ».

C'est pourquoi la maladie est, en premier lieu, le déséquilibre initial des énergies subtiles du corps, et ses symptômes se manifestent complètement plus tard, sous forme de tumeurs, ulcères etc.

En médecine tibétaine, ce qu'on nomme «maladie» c'est : soit un déséquilibre énergétique, soit un déséquilibre qui produit des modifications organiques. Les deux niveaux de la maladie peuvent présenter des phases

aiguës et chroniques.
La santé est l'état naturel du corps dans lequel les trois humeurs interagissent harmonieusement et qui n'est pas modifié par des conditions ou des circonstances qui provoquent excès, carence ou dérangement du niveau subtil ou grossier des trois humeurs. La santé inclut aussi l'état de bien-être mental, libre de souffrance et douleur. En bref, la santé c'est l'équilibre de l'esprit, du corps et des énergies qui gouvernent les fonctions physiques et mentales.

Les soins
La médecine tibétaine comprend quatre types de soins : le régime alimentaire, le comportement, les médicaments et les thérapies externes, y compris les opérations chirurgicales. Le premier type de soins consiste en des conseils concernant le comportement, étudié sous l'angle du comportement quotidien, saisonnier et occasionnel en relation avec des circonstances spécifiques.
Le deuxième type de soins consiste en conseils diététiques concernant la qualité des divers aliments et boissons, les aliments qu'il vaudrait mieux éviter et les quantités correctes d'aliments qu'il convient d'absorber.
Quand les conseils relatifs au comportement et au régime ne parviennent pas à guérir la maladie, on utilise le troisième type de soins, les médicaments. L'utilisation des médicaments à base de plantes et de minéraux doit tenir compte de leur saveur au moment de leur ingestion et pendant la digestion, de leurs propriétés, du type de substances et de la préparation. Si les médicaments ne réussissent pas non plus à amener la guérison, il convient de rajouter les thérapies externes. L'intervention chirurgicale est l'ultime possibilité considérée.

Les méthodes de soins
Le but de chaque traitement est de conserver la santé, vivre longtemps et soigner les maladies. Pour déterminer le bon traitement pour une maladie donnée, il faut tout d'abord établir un diagnostic correct. Le diagnostic se fait par l'observation de l'aspect du malade, la palpation de son corps

et les questions qui lui sont posées.

L'observation
Au moyen de la méthode diagnostique de l'observation on examine les aspects suivants du corps du patient : dimensions et forme du corps, couleur de la peau, aspect des cheveux, des ongles et des dents. Sur les ongles, on recherche aussi d'éventuelles tâches, et on les presse pour savoir s'ils sont douloureux.
Pour les yeux, on examine leur couleur, leur aspect, leur luminosité et d'éventuels défauts de la cornée, l'intérieur des paupières et les pupilles.
On observe l'extérieur et l'intérieur du nez, la forme des narines, et on vérifie si la peau est grasse ou sèche.
Les oreilles sont examinées extérieurement et intérieurement, en observant les points critiques et les veines dans la partie postérieure.
On examine aussi le mucus, les selles, et s'il y a du vomi, on en observe la couleur et le contenu. En particulier, la langue et les urines seront examinées en profondeur.

Observation des urines
Avant les analyses d'urine, le patient devrait s'abstenir de boire du thé et de l'alcool et de prendre des médicaments qui en modifient la couleur.
L'urine s'examine à la lumière du soleil pour pouvoir en observer clairement la couleur, la vapeur, et les sédiments, et elle devrait être observée dans un récipient de verre propre et transparent ou dans une tasse de céramique blanche.
Les diverses caractéristiques de l'urine indiquent la présence d'un déséquilibre particulier. Les sédiments qui y sont présents proviennent du sang et de mKhrispa («tripa»/feu), et du fait que l'urine est produite par les reins, on y distingue clairement l'indication sur la nature chaude ou froide de la maladie.

Toucher le corps du patient
On touche le corps du malade pour déterminer la température, pour trouver des enflures ou des formations kystiques, pour voir si la peau, les cheveux et les ongles sont lisses ou rugueux. En particulier, on touche les points critiques du corps et on prend le pouls. La lecture du pouls est

l'aspect le plus important de cette méthode de diagnostic, parce que le battement du pouls est comme un messager qui nous renseigne sur l'état des organes internes et sur la nature de la maladie.

Prendre le pouls
Avant qu'on lui prenne le pouls, le malade ne doit pas manger de viande ni d'autres aliments indigestes ni boire d'alcool pendant un jour, en outre, il ne doit pas manger d'aliments qui ne soient pas adaptés à sa constitution ou qui sont d'une nature très froide et il doit éviter les efforts physiques excessifs. Il devrait en outre s'abstenir de toute activité sexuelle, dormir suffisamment, éviter de manger trop ou de jeûner, éviter de parler trop, de faire trop de travail intellectuel, de rester assis trop longtemps au même endroit ou de voyager trop.
Le patient qui arrive essoufflé parce qu'il a couru ou monté des escaliers devrait se reposer un peu avant qu'on lui prenne le pouls.
L'heure idéale pour prendre le pouls est le matin à l'aube, quand la nature chaude et froide de la respiration sont égales et le pouls, n'ayant pas encore été dérangé par les activités quotidiennes, est dans son état normal.
On lit le pouls sur l'artère radiale, en alignant l'index, le médius et l'annulaire dessus, à un pouce de distance de la première ligne du pli du poignet (c'est-à-dire sous l'épiphyse du radius).
L'index doit exercer une pression sur la peau, le médius sur la chair et l'annulaire sur l'os.
Il est important que les doigts du médecin soient privés d'imperfections et chauds. Chez les hommes, on lit d'abord le pouls gauche et chez les femmes le droit, car ce sont les emplacements du pouls du coeur. Le médecin prend avec sa main droite le pouls gauche du patient et vice-versa.

Le pouls de constitution
Le pouls d'une personne en bonne santé est dit « constitutionnel », et il peut être de trois sortes :
- Le pouls de constitution des hommes a comme énergie dominante celle du rlung («loung»/vent) et il est fort.
- Le pouls de constitution des femmes a comme énergie dominante celle de mKhrispa («tripa»/feu), et il est faible et rapide.
- Le pouls de constitution neutre a comme énergie dominante celle

de Bad Kan («békan»/eau et terre), et il est lent et régulier.

Le pouls change selon les saisons: le calcul des dates se refait chaque année en fonction de la lune.
- Au printemps (équinoxe le 21 mars), à partir du 12/13 février et pour une période de soixante-douze jours (25/26 avril), le pouls prédominant est celui du foie associé à l'élément bois . C'est pourquoi le pouls en cette saison est léger et tendu.
- En été (solstice le 21 juin), à partir du 15 mai et pour une période de soixante-douze jours (26 juillet), le pouls prédominant est celui du cœur associé à l'élément feu. Le pouls, pendant cette saison est fréquent et long.
- En automne (équinoxe le 21 septembre), à partir du 15 août et pour une période de soixante-douze jours (26 octobre), le pouls prédominant est celui des poumons associé à l'élément métal. Le pouls en cette saison est court et rugueux (ou grossier) .
- En hiver (solstice le 21 décembre), à partir du 15 novembre et pour une période soixante-douze jours (26 janvier), le pouls prédominant est celui des reins associé à l'élément eau. Le pouls, en cette saison est lisse et long.
- Pendant les quatre périodes d'intersaison, le pouls prédominant est celui de la rate, associé à l'élément terre. Le pouls en cette saison est bref et lisse.

Chez une personne en bonne santé, on peut analyser sept sortes de pouls « extraordinaire ». Dans cette analyse, l'interrelation entre le niveau subtil de l'énergie des éléments, le niveau subtil de l'esprit et l' élément vent est considérée comme la base qui permet de diagnostiquer ou d'acquérir la connaissance de faits cachés, en sentant le pouls d'une personne.
Ces pouls concernent :
- les affaires domestiques,
- la situation d'un voyageur,
- le résultat d'un conflit avec un ennemi,
- la richesse,
- la possession par un esprit,
- le pouls appelé « inversion de l'eau et du feu », qui analyse le pouls

d'un père et son fils, d'un mari et sa femme,
- le pouls de la grossesse.

Comment distinguer le pouls sain du pouls malade
La différence majeure réside dans la fréquence des battements. Le pouls d'une personne en bonne santé présente cinq pulsations dans le cours d'une respiration entière (inspiration et expiration) du médecin. Dans une période de cent pulsations, il ne présente pas de variations dans la force, dans la façon de percevoir le battement avec l'index, l'annulaire et le médius, dans l'accélération, le battement n'est pas trop interne ni trop superficiel, il ne devient pas trop fatigué ni trop tendu.
Le pouls d'une personne malade peut se subdiviser principalement en deux types, celui qui indique une maladie de nature chaude et celui qui indique une maladie de nature froide.
Le pouls qui indique une maladie de nature chaude présente au moins l'une des caractéristiques suivantes :
- fort,
- superficiel,
- solide,
- tendu,
- rapide,
- tendu,
- dur.

Ce pouls peut être senti superficiellement ou profondément et ses pulsations sont rapides. Des pulsations superficielles et rapides indiquent une fièvre aiguë et récente alors que des pulsations profondes indiquent une fièvre chronique.
Le pouls qui indique une maladie de nature froide présente au moins l'une des caractéristiques suivantes :
- faible,
- profond,
- lent,
- régulier,
- large,
- creux.

Les pulsations superficielles et lentes indiquent une maladie de froid à

peine débutante, alors que les pulsations profondes et lentes indiquent une maladie de froid chronique.
Le pouls qui indique l'approche de la mort se transforme, est incomplet et s'arrête, alors que celui qui indique une possession par un esprit a des battements irréguliers, des modifications, la pulsation s'allonge puis s'arrête de façon imprévisible et il semble y avoir un double battement.
« L'énergie protectrice » ou bLa se sent sur l'artère cubitale (partie interne de l'avant-bras). Si le battement est normal, cela signifie que cette énergie est pleinement présente en la personne, si, à l'inverse, il s'arrête parfois, cela veut dire que la vie de la personne est en danger.
Interroger le patient
Les causes de l'apparition d'une maladie donnée et de ses symptômes doivent être identifiés clairement en interrogeant le patient. Il faudrait lui demander quelles sont la cause primaire et les circonstances secondaires qui ont provoqué la maladie, si ses proches ont souffert du même problème, s'il s'agit d'une maladie héréditaire, quels sont ses aliments préférés et si ces derniers ont un effet bénéfique ou aggravant, quels sont ses goûts, à quelle heure il prend ses repas, quels climats et saisons ont une influence sur sa condition physique, quelles sont ses couleurs préférées, dans quelle ambiance il vit et quel est son travail.
Après avoir fait un diagnostic correct on peut appliquer les méthodes de soins générales qui consistent à fortifier le corps ou à prescrire le jeûne dans un but de purification, ou les traitements spécifiques indiqués pour chacun des déséquilibres des trois humeurs.

Etre un médecin tibétain : l'éthique du médecin
Les textes traditionnels de médecine tibétaine spécifient les conditions premières pour être un bon médecin ou guérisseur, ils définissent le médecin ou le guérisseur, son attitude, et ils décrivent les différents types de médecins, leurs connaissances et leur comportement.
Les conditions premières pour être un bon médecin sont la connaissance, la bienveillance, l'engagement moral, la compétence, la persévérance et l'aptitude à entretenir de bons rapports avec les autres.
Le médecin se définit comme un guérisseur qui a une connaissance complète des trois humeurs, des constituants physiques et des remèdes. Un médecin tibétain devrait aussi être un bon expert en pharmacopée et dans

la préparation des médicaments, et un fin psychologue. Un médecin qui ne possède pas ces connaissances sera incapable de trouver le traitement approprié pour les différents types de maladies.

Un médecin de type supérieur est capable de guérir n'importe quelle sorte de maladie physique ou mentale et aussi capable de guérir de l'influence obscurcissante de l'ignorance de la vraie nature des choses, qui est la source véritable de tous les maux.

Un médecin spécial est celui qui est doté de clairvoyance dans l'esprit des autres, qui manifeste de la bienveillance, de la compréhension devant la souffrance du patient et de l'honnêteté.

Les médecins ordinaires sont de deux sortes : qualifiés ou non-qualifiés. Ceux qui sont qualifiés ont la connaissance nécessaire de la théorie et de la pratique de la médecine et une expérience notable dans leur profession ainsi qu'un engagement moral. Ils s'adonnent à la recherche intérieure et ils ne sont pas limités par les intérêts mondains, ils sont affectueux et compatissants et ils sont assidus à leur travail, la santé de leurs patients leur est aussi importante que la leur propre et ils sont réceptifs aux autres systèmes médicaux.

Les médecins non qualifiés sont ceux qui n'ont aucune connaissance médicale, n'ont pas appris la pratique clinique et n'ont aucune expérience, ils ignorent les méthodes de diagnostic et particulièrement l'examen du pouls et des urines, ils ne sont pas capables de donner des conseils concernant le régime et le comportement, ils ignorent les méthodes de soins, ne savent pas préparer les médicaments à base d'herbes, calmantes et dépuratives, ils n'ont pas les outils nécessaires, ne savent pas appliquer les thérapies externes et ne savent pas prévoir l'issue de la maladie.

Ceux qui se rapprochent de la pratique du massage tibétain, même s'ils ne sont pas des médecins qualifiés, peuvent , par la pratique du massage et en approfondissant dans le même temps leur connaissance de la médecine tibétaine, devenir petit à petit de bons praticiens.

Chapitre II

Le massage pour tous, massage bien-être

Le massage tibétain fait partie des thérapies externes indiquées dans le traitement des troubles de l'humeur Vent (rlung). La condition actuelle de notre société est telle que personne n'est libéré du stress lié au travail et aux problèmes psychologiques. Le massage peut constituer une excellente thérapie pour soulager ces dérèglements dus au stress, c'est pourquoi on peut le conseiller aussi bien aux personnes malades qu'à celles qui sont en bonne santé.

Avant de masser une personne en bonne santé, il est important de savoir à quel type humoral elle appartient, son âge et ainsi de suite. Les différentes constitutions humorales demandent différentes huiles médicinales et l'application de ces huiles en des points différents du corps. Il n'est pas bon d'utiliser le même type d'huile pour tous car cela pourrait amener des conséquences indésirables.

Les personnes se différencient selon le sexe, masculin ou féminin, selon l'âge et la nature humorale.

En médecine tibétaine, la vie de l'individu est divisée en trois phases : l'enfance (la période qui va de la naissance à seize ans, c'est-à-dire la phase de la croissance), la maturité (de seize à soixante-dix ans, c'est-à-dire la phase pendant laquelle le corps et les facultés sensorielles de la personne conservent leur force) et la vieillesse (après soixante-dix ans, c'est-à-dire la phase pendant laquelle le corps perd sa force).

Le massage est particulièrement indiqué pour les bébés et les enfants qui ont moins de quinze ans et pour les personnes âgées de plus de soixante-dix ans, l'âge auquel l'humeur Vent prédomine.

En effet, les trois différentes phases de la vie sont associées aux trois humeurs de la manière suivante : la prime enfance (quand le bébé n'a pas encore appris à marcher) est associée à l'humeur Bad Kan, la maturité à l'humeur mKhrispa et la vieillesse au Vent.

Il existe sept types de personnes qu'on distingue par rapport à la nature humorale et au caractère : prédominance simple : rlung, mKhrispa, Bad Kan, Vent-mKhrispa; prédominance double: lung-Bad Kan, Bad Kan-mKhrispa, mKhrispa-lung et la typologie où les 3 humeurs sont à part égale.

La personne qui appartient au type «Vent» :
- est petite,
- un peu voûtée,
- maigre,
- de teint olivâtre,
- quand elle marche ses articulations font du bruit,
- la forme du crâne est allongée au sommet,
- elle aime le sport et le mouvement,
- elle a beaucoup de projets mais ne les réalise pas concrètement,
- elle parle beaucoup,
- elle a beaucoup d'idées mais en change facilement,
- elle ne supporte pas le froid, elle a le sommeil léger, aime chanter, rire et se disputer,
- elle préfère les nourritures sucrées, acides et épicées,
- elle ne possède pas de richesse et sa vie est courte,
- par sa loquacité, elle est comparée au corbeau,
- par ses contorsions physiques et mentales au renard,
- son cri ressemble à celui du vautour.

La personne appartenant au type «mKhrispa» :
- elle est de taille moyenne,
- sa peau est un peu jaunâtre,
- elle est blonde de cheveux et de poils,
- elle transpire beaucoup et a une odeur forte,
- son crâne est saillant dans la région occipitale,
- elle aime le sport et le mouvement,
- elle est précise et rapide dans son travail,
- elle ne parle ni trop ni trop peu,
- elle parle élégamment,
- elle est intelligente,
- orgueilleuse,
- elle a souvent faim et soif,
- elle est moyennement riche et la durée de sa vie est moyenne,

- elle préfère les nourritures sucrées, amères, astringentes et des aliments et boissons frais,
- par son orgueil, elle ressemble au tigre,
- par sa fourberie au singe.

La personne appartenant au type «Bad Kan» :
- elle est de grande taille,
- elle a le corps froid,
- les os de ses articulations ne sont pas apparents,
- elle a de bons muscles,
- elle a la peau blanche,
- elle a la colonne vertébrale droite,
- elle a le crâne saillant au-dessus du front et au sommet de la tête,
- elle n'aime pas bouger,
- elle est méthodique mais lente dans son travail,
- elle parle peu,
- elle est très patiente,
- elle supporte la faim et la soif,
- elle sait affronter les émotions désagréables,
- elle dort profondément,
- elle est naturellement douce,
- sa vie est longue,
- elle a d'abondantes richesses,
- elle préfère le goût sucré, acide et astringent,
- elle aime les aliments peu nourrissants,
- par son attitude physique, elle rappelle le lion,
- par sa grandeur et la stabilité de son caractère, le bœuf.

Les sept typologies

- Kyang pa (tib. rKyang pa)

Prédominance d'une seule humeur : rLung, mKhrispa ou Bad Kan (60%, 20%, 20%)
Typologie rLung: 60% rLung, 20% mKhrispa et 20% Bad Kan
Typologie mKhrispa: 60% mKhrispa, 20% rLung et 20% Bad Kan
Typologie Bad Kan: 60% Bad Kan, 20% rLung et 20% mKhrispa

- Dan pa (tib. lDan pa)

Prédominance de deux humeurs (40%, 40%, 20%)
Typologie rLung/mKhrispa: 40% rLung, 40% mKhrispa et 20% Bad Kan
Typologie rLung/Bad Kan: 40% rLung, 40% Bad Kan et 20% mKhrispa
Typologie mKhrispa/Bad Kan: 40% mKhrispa, 40%Bad Kan et 20% rLung

- Dus pa (tib. 'Duspa)

Proportion égale des trois humeurs (33%, 33%, 33%) :
rlung 33%, mKhrispa 33% et Bad Kan 33%.
Des trois groupes, ce dernier est le plus équilibré.

Les personnes qui présentent des caractéristiques mixtes sont un mélange de deux de ces personnalités, ou de toutes les trois.
Les personnes qui présentent les caractéristiques Vent et mKhrispa sont appelées « rlung-mkhrispa » si le Vent est prépondérant et « mkhrispa-rlung » si mKhrispa («tripa»/feu) est prépondérante.
Les personnes ayant des caractéristiques Vent et Bad Kan sont appelées « rlung-badkan » si le Vent est prédominant et « badkan-rlung » si Bad Kan («békan»/eau et terre) est prédominante.
Les personnes ayant des caractéristiques Bad Kan et mKhrispa sont appelées « badkan-mkhrispa » si Bad Kan («békan»/eau et terre) est prépondérante et « mkhrispa-badkan » quand mKhrispa («tripa»/feu) est prédominante.

Types de crânes selon les cette typologie :
typologie rLung pure : sommet du crâne allongé
typologie mKhrispa pure : occiput proéminent
typologie Bad Kan pure : tête de forme mongolique
typologie rLung/mKhrispa: tête de forme carrée
typologie rLung/Bad Kan: tête large, aplatie sur les côtés, surélevée au centre
typologie Bad Kan/mKhrispa: tête ronde
typologie mixte: tête aplatie au sommet

Les personnes possédant le plus de «qualités» (au niveau de la santé) sont celles qui présentent les caractéristiques des trois typologies à la fois. Ensuite viennent les personnes qui combinent Bad Kan et mKhrispa, puis Bad Kan et Vent (rlung), puis Bad Kan, puis mKhrispa, et en dernier celles de type Vent, parce que dans cette typologie, les déséquilibres des humeurs se manifestent plus facilement.

Lorsqu'on nomme une typologie, on procède ainsi: on cite en premier l'humeur prédominante, puis dans l'ordre décroissant. Par exemple: «rLung-mKhrispa-Bad Kan», si le Vent est prédominant; dans ce cas le crâne est un peu plat.

Les huiles de massage
Après avoir déterminé la nature humorale de la personne, on utilisera pour le massage les huiles et les plantes médicinales les plus indiquées pour sa typologie.
Voici quelques exemples des huiles et des plantes médicinales les plus utilisées.

- Pour les personnes de type Vent, l'huile de sésame est la plus indiquée, pure ou additionnée de bois de santal, noix muscade ou cumin.
- Pour les personnes de type mKhrispa l'huile de santal, l'huile d'olive additionnées d'anis et de safran conviennent.
- Pour les personnes de type Bad Kan, conviennent l'huile de sésame, de tournesol additionnées de gingembre ou de coriandre.
- Pour les personnes qui ont les caractéristiques mixtes de Bad Kan et mKhrispa, toute les huiles conviennent, additionnées de phyllantus emblica (emblica officinale) ou d'un mélange de trois types d'une olive indienne (triphala).
- Pour les personnes qui ont les caractéristiques mixtes de Vent, mKhrispa et Bad Kan, l'huile la mieux adaptée est l'huile de sésame additionnée de terminalia chebula. (triphala ou fruit du cadou)

Les huiles sont utilisées suivant les saisons. L'hiver, la plus indiquée est le beurre clarifié, en été l'huile de grains, au printemps l'huile extraite de la moelle ou de la graisse.

Parties du corps à masser

Sièges des trois humeurs :
Les zones du corps où l'on applique le massage correspondent aux trois zones du corps où sont situées les trois humeurs. L'humeur Vent est située principalement dans la zone des hanches et du bassin, d'où elle s'étend à toute la partie inférieure du tronc. L'humeur mKhrispa se situe principalement dans le foie et la vésicule biliaire d'où elle s'étend à toute la partie supérieure du tronc. L'humeur Bad Kan est située principalement dans la partie supérieure de la tête, d'où elle s'étend à toute la tête.

Les trois humeurs sont associées à ces zones du corps selon deux points de vue différents, dont l'un considère la formation initiale de notre planète et la formation de l'embryon, et l'autre la façon dont les trois émotions (attachement, colère et ignorance) se manifestent dans le corps:
A l'origine de notre planète, dans l'élément Espace, il s'est formé l'élément Vent. Le mouvement et le frottement de cet élément ont produit la chaleur, ou élément Feu. Les éléments Vent et Feu dans leur interaction ont produit la solidité de l'élément Terre. L'interaction de ces trois éléments a donné naissance à une espèce de flux, ou élément Eau.
En reproduisant ce processus d'évolution des éléments de notre planète, la fonction de l'élément Vent produit la rencontre entre le germe paternel et l'ovule maternel dans l'espace vide de l'utérus, donnant le départ du développement embryonnaire.
De la rencontre des deux substances reproductrices se développent la chaleur de l'élément Feu, la solidité de l'élément Terre, et l'humidité de l'élément Eau. Ainsi l'embryon se forme et se développe, au moyen des énergies des cinq éléments.
Ce modèle du développement initial des éléments de notre planète et de la formation de l'embryon, dans lequel l'élément Vent se développe en premier lieu (comme soutien des autres éléments), le Feu en deuxième position et l'Eau en dernier est la raison pour laquelle l'humeur Vent est associée à la partie inférieure du corps, l'humeur mKhrispa (ou élément Feu) à la partie médiane et Bad Kan («békan»/eau et terre) (ou éléments Eau et Terre) à la partie supérieure du corps.
Par analogie, les trois émotions fondamentales se manifestent ainsi dans

le corps : l'humeur Bad Kan est associée à l'ignorance, l'humeur Vent à l'attachement et au désir, et l'humeur mKhrispa à la colère. Par exemple, l'esprit peu clair, le manque de mémoire et l'affaiblissement sont perçus dans la tête, le désir sexuel, qui est le plus fort parmi les différents types de désirs, est ressenti principalement dans la partie inférieure du corps, et la colère et la haine sont perçues principalement dans la zone du cœur. Le siège des trois humeurs se distingue en relation avec le processus digestif :
- l'estomac, où les aliments n'ont pas encore été digérés, est le siège de Bad Kan (« békan »/eau et terre),
- l'intestin grêle, où les aliments sont en passe d'être digérés, est le siège de l'humeur mKhrispa,
- le gros intestin, où les aliments ont été digérés et doivent être expulsés, est le siège de l'humeur rLung.

Les sièges spécifiques des trois humeurs:
Les zones spécifiques où s'applique le massage correspondent aux sièges des trois humeurs du corps.
L'humeur rLung (« loung », vent) circule principalement dans quatre canaux qui sont connectés au cœur et à l'intestin grêle. C'est pourquoi les personnes « Vent » seront massées avec des huiles et de la chaleur, sur les endroits suivants:
- les points critiques du cœur,
- les points critiques de l'intestin grêle,
- les zones où sont situés ces organes,
- les points critiques de l'humeur Vent,
- les points de la tête,
- la peau,
- le cou,
- le thorax,
- la zone des poumons,
- l'estomac,
- la zone sous le nombril,
- les cuisses,
- la zone du gros intestin,

- la zone de la vessie,
- l'articulation de la hanche,
- les autres articulations en général,
- les oreilles.

L'humeur mKhrispa circule principalement dans quatre canaux du corps, reliés aux poumons, au colon, au foie et à la vésicule biliaire. C'est pourquoi, pour une personne de type mKhrispa, les zones particulières à masser ou à tapoter sont les points critiques de ces organes et les zones où ils sont situés.

Sur les personnes mKhrispa, on va masser, en appliquant des huiles et des décoctions, sur les zones énumérées ci-dessous :

- la zone du nombril,
- la zone qui entoure le foie,
- la zone des vases sanguins,
- la zone du cœur,
- la zone des yeux,
- les tempes,
- le cou,
- les aisselles,
- la peau,
- l'estomac,
- l'aine,
- la zone de la partie haute de l'intestin grêle.

De fortes applications de chaleur pourraient faire augmenter mKhrispa («tripa»/feu), et sont pour cette raison contre-indiquées.

L'humeur Bad Kan circule principalement dans quatre canaux du corps reliés à l'estomac, à la rate, aux reins et à la vessie. C'est pourquoi, pour une personne de caractère Bad Kan, les parties spécifiques à masser ou à tapoter sont les points critiques de ces organes et les zones où ils se situent.

Les personnes Bad Kan seront massées, en appliquant huile et chaleur, sur les parties énumérées ci-dessous :

- la tête,
- le nez,
- le cou,
- le thorax,

- la zone des poumons,
- les muscles,
- la zone des tissus gras,
- la zone des poumons,
- la zone de l'estomac voisine de l'œsophage,
- la zone des reins,
- la zone de la vessie,
- le ventre,
- les articulations.

Les trois humeurs circulent ensemble dans un canal qui est relié aux ovaires et à la poche séminale. C'est pourquoi, sur une personne de caractère mixte seront massés ou tapotés les points spécifiques reliés aux ovaires et à la vésicule séminale, et les zones où ces organes sont situés. La personne de caractère mixte est massée, en appliquant les huiles et la chaleur sur les parties du corps qui correspondent aux sièges de l'humeur prédominante. Si on le souhaite, on peut aussi masser les points et les sièges des autres humeurs.

Périodes pendant lesquelles les trois humeurs s'accumulent, s'expriment et s'apaisent naturellement.

Une personne qui possède un certain caractère humoral aura tendance à être affectée d'un déséquilibre de cette humeur. C'est pourquoi le massage est particulièrement important au moment où cette humeur s'accumule pour prévenir l'accumulation, au moment où l'humeur s'exprime pour la soigner à peine est-elle apparue, et au moment où elle s'apaise naturellement pour accélérer le processus de guérison.

Nyespa (humeur)	Saison d'accumulation	Saison et moment de manifestation	Saison d'apaisement
rlung (vent)	début d'été	fin de l'été, à l'aube et au crépuscule	automne
mkhirspa	fin de l'été	automne, à midi et à minuit	début de l'hiver
badkan	fin de l'hiver	printemps, début de soirée	début de l'été

Une personne de caractère mixte devra être massée principalement pendant les périodes qui correspondent à l'humeur prédominante dans sa constitution.

Chapitre III
Le massage orienté vers le rééquilibrage des humeurs

Pour appliquer le massage à des fins thérapeutiques, il faut en premier lieu reconnaître de quel type de maladie souffre le patient, faute de quoi il ne pourra pas être correctement effectué et sera sans efficacité. C'est pour cette raison qu'il est indispensable de connaître les méthodes de diagnostic.

Les méthodes de diagnostic des déséquilibres humoraux
Voici une liste des causes primaires et des conditions secondaires qui contribuent au déséquilibre de chacune des trois humeurs et les symptômes qui s'y rattachent.

Causes primaires, conditions secondaires et symptômes d'un déséquilibre du rlung («loung»/vent)

La cause première du déséquilibre de l'humeur Vent est l'humeur Vent elle-même, qui est naturellement présente dans le corps et qui est associée à l'émotion du désir.

Les conditions secondaires du déséquilibre de l'humeur sont :
- l'absorption excessive d'aliments amers, légers et rudes,
- l'épuisement causé par une trop grande activité sexuelle,
- manger et dormir trop peu,
- l'excès d'activités physiques,
- parler avec l'estomac vide,
- une forte perte de sang,
- un fort vomissement,
- une forte diarrhée,
- l'exposition au vent froid,
- trop pleurer,
- la douleur,
- l'intense activité mentale,
- parler trop,
- le dépérissement dû à l'absorption d'aliments à faible valeur nutritive pendant de longues périodes.
- se retenir fortement ou se forcer dans les fonctions corporelles (comme uriner ou déféquer).

Initialement, ces conditions secondaires provoquent l'augmentation et l'accumulation de l'humeur Vent dans les zones où elle se trouve. Puis, au fur et à mesure que la force de l'humeur augmente, elle devient une maladie. Dans certains cas, quand les conditions secondaires sont puissantes, l'accumulation et la déclaration de la maladie arrivent presque simultanément. Une fois déclarée, la maladie se manifeste dans le corps accompagnée des symptômes qui lui sont propres.

Un déséquilibre de l'humeur rLung («loung», vent) ne peut se produire que dans les conditions de régime et de comportement ci-dessus, donc, la première chose à faire est d'examiner ce qui a pu produire le déséquilibre. L'examen d'un déséquilibre du rlung («loung»/vent) se fait au moyen de l'observation et de la palpation.

L'observation
- L'urine qui indique la présence d'un déséquilibre du rlung («loung»/vent) est claire comme l'eau, et quand elle est froide, elle devient très liquide. Ses bulles sont grosses et claires et ses sédiments ressemblent à des cheveux.
- La langue qui indique un déséquilibre du rlung («loung»/vent) est sèche, rosâtre et rugueuse.

La palpation
- le pouls qui indique un déséquilibre du rlung («loung»/vent) est vide et fluctuant,
- la peau est sèche et rugueuse,
- les cheveux rêches.

Le diagnostic par l'interrogation du patient
Les signes qui indiquent le désordre de l'humeur Vent sont :
- inquiétude,
- anxiété, soupirs,
- légèreté,
- désorientation mentale,
- perception sensorielle peu claire,
- état mental agité,

- beaucoup de pensées diverses,
- vertiges,
- irritabilité sans motif,
- ronflements et sifflements d'oreilles,
- préférence pour les nourritures amères,
- douleurs qui se déplacent d'un point du corps à un autre,
- tremblements,
- douleurs qui accompagnent les mouvements du corps,
- rigidité des membres à l'allongement ou à la contraction,
- sensations de douleurs aiguës comme si la peau était détachée de la chair, douleurs comme si les os étaient fracturés,
- redressement douloureux des poils du corps,
- insomnie, bâillements,
- besoin d'étendre souvent les membres,
- douleurs au thorax,
- douleurs dans toutes les articulations comme si elles avaient été frappées,
- douleurs aiguës à la nuque,
- douleurs aux pommettes,
- douleur lors de pressions exercées sur les points critiques du corps correspondant à l'humeur Vent,
- spasmes vomitifs sans vomissement effectif,
- toux le matin de bonne heure avec du mucus dans lequel on peut observer des bulles,
- gargouillements intestinaux,
- sensation de gêne le soir tard, à l'aube, après la digestion et quand on a faim, qui se soulage en mangeant des aliments gras et nutritifs et s'aggrave au contraire en mangeant des aliments légers et peu nourrissants.

Les signes qui indiquent un excès d'humeur Vent comprennent :
- maigreur,
- teint foncé,
- préférence pour le chaud,
- frissons,
- ballonnements et gaz,

- selles minces et dures (ou constipation),
- loquacité,
- vertiges,
- faiblesse physique,
- insomnie,
- affaiblissement des perceptions sensorielles.

Symptômes qui indiquent une carence d'humeur Vent :
- inactivité,
- peu d'envie de communiquer avec les autres,
- mal être,
- mémoire peu claire et autres symptômes qui rappellent ceux dus à un excès de Bad Kan.

Les symptômes d'une déficience de l'humeur Vent se différencient de ceux d'un excès de Bad Kan de par leur nature passagère, ceux causés par Bad Kan («békan»/eau et terre) étant plus stables. En outre, l'examen des conditions secondaires (régime et comportement) qui ont provoqué le déséquilibre révélera clairement que ce sont les symptômes d'une déficience de Vent.

Causes primaires, conditions secondaires et symptômes d'un déséquilibre de mKhrispa («tripa»/feu)
La cause primaire du déséquilibre de l'humeur mKhrispa est l'humeur mKhrispa elle-même, naturellement présente dans le corps et associée à l'émotion de la colère.

Les conditions secondaires du déséquilibre de mKhrispa («tripa»/feu) sont :
- l'absorption excessive d'aliments piquants et forts, chauds et gras,
- absorption excessive d'alcool et de viandes faisandées,
- une forte colère,
- dormir par des après-midi chaudes,
- un travail dur et pénible après s'être reposé,
- un effort physique au-delà de ses capacités,
- une activité sexuelle excessive,

- l'exposition prolongée au soleil et à une source de chaleur,
- les contusions provoquées par des accidents, chutes ou autres.

L'examen du déséquilibre de mKhrispa («tripa»/feu) par l'observation et la palpation :

L'observation
-   l'urine qui indique un déséquilibre de mKhrispa («tripa»/feu) est de couleur orangée, elle a une odeur forte et dégage beaucoup de vapeur; les sédiments ressemblent à de la laine mouillée, les bulles sont petites et jaunâtres et disparaissent rapidement.
-   la personne qui présente un déséquilibre de mKhrispa («tripa»/feu) a la peau et la cornée jaunâtres, un mucus orangé, la langue recouverte d'une pellicule jaune et souvent une sécheresse des narines.

La palpation
-   le pouls qui indique un déséquilibre de mKhrispa («tripa»/feu) est fluctuant, fin, étroit et rapide,
-   la personne qui a un déséquilibre de mKhrispa («tripa»/feu) a une chaleur corporelle élevée.

Le diagnostic par l'interrogation du patient

Les symptômes qui indiquent le déséquilibre de mKhrispa («tripa»/feu) sont :
- maux de tête,
- fièvre,
- une sensation d'amertume, d'acide ou de salé dans la bouche,
- douleurs aiguës localisées,
- peu de sommeil nocturne,
- tendance à dormir le jour,
- soif brûlante,
- vomissements,
- diarrhée avec expulsion d'un liquide rosâtre ou jaunâtre,
- sueurs abondantes,
- corps malodorant,

- malaise à midi et à minuit,
- amertume en bouche,
- augmentation de la température corporelle,
- douleurs aiguës et malaise après la digestion après l'ingestion d'aliments de qualité chaude et piquante,
- soulagement par la prise d'aliments rafraîchissants ou le repos dans un endroit frais, et aggravation en mangeant des aliments de qualités opposées.

Les symptômes qui indiquent un excès de mKhrispa sont :
- selles, urines, peau et yeux jaunâtres,
- soif et faim excessives,
- augmentation de la température corporelle,
- rareté du sommeil et diarrhée.

Les symptômes qui indiquent une carence de mKhrispa sont :
- digestion difficile,
- di minution de la chaleur corporelle,
- teint foncé,
- aspect maladif.

Causes primaires et conditions secondaires du déséquilibre de l'humeur Bad Kan

La cause primaire du déséquilibre de l'humeur phlegme est l'humeur Bad Kan elle-même, naturellement présente dans le corps et associée à l'émotion de l'ignorance.

Les conditions secondaires du déséquilibre de l'humeur Bad Kan sont :
- l'abus d'aliments amers, sucrés, lourds, froids et gras.
- le repos et le sommeil après les repas,
- dormir dans la journée,
- s'allonger sur le sol humide,
- les bains froids,
- porter des vêtements trop légers,
- s'exposer au froid,
- la consommation de viande de chèvre,

- la consommation de gras,
- les aliments crus ou peu cuits, brûlés et rances,
- la consommation d'huile de graine de sésame et d'huiles végétales,
- consommation de lait de chèvre non bouilli, yogourt, beurre de chèvre,
- consommation de thé froid et d'eau froide,
- manger trop,
- manger avant d'avoir digéré le repas précédent.

L'examen du déséquilibre de Bad Kan («békan»/eau et terre) par l'observation et la palpation

L'observation
- L'urine qui indique un déséquilibre de Bad Kan («békan»/eau et terre) est blanchâtre, elle a peu de vapeur et d'odeur, des bulles semblables a du crachat et des sédiments semblables à des pointes de cheveux.
- La personne qui présente un déséquilibre de Bad Kan («békan»/eau et terre) a le teint pâle et la peau lisse et humide, les dents et la cornée blanchâtres, le visage légèrement enflé et elle a tendance à l'embonpoint.

La palpation
- Le pouls qui indique un déséquilibre de l'humeur Bad Kan est profond, faible et lent.

Le diagnostic par l'interrogation du patient
Les symptômes d'un désordre de Bad Kan («békan»/eau et terre) sont :
- douleurs à la taille et dans la région des reins,
- enflure,
- goitre,
- vomissements,
- diarrhée expulsant des aliments non digérés et du mucus,
- mémoire peu claire,
- confusion mentale,
- tendance à dormir trop,
- léthargie,
- gonflements et rigidité articulaire,

- prise de poids, inactivité,
- aggravation des symptômes au crépuscule et tôt le matin,
- perte de l'appétit qui se manifeste après avoir mangé des aliments lourds et huileux,
- digestion difficile,
- incapacité à sentir les goûts,
- gargouillements quand l'estomac est plein,
- lourdeur physique et mentale,
- sensation de froid intérieurement et extérieurement,
- malaise après les repas, qui disparaît en mangeant des aliments chauds et en restant dans des endroits chauds et s'aggrave en mangeant des aliments froids et en restant dans des endroits froids.

Symptômes d'un excès de Bad Kan :
- perte de chaleur corporelle,
- digestion difficile,
- teint pâle,
- tendance à dormir trop,
- léthargie,
- membres flasques,
- salive et mucus abondants,
- difficultés respiratoires.

Symptômes d'une carence de phlegme :
- vertiges,
- palpitations,
- ralentissement des articulations,
- épuisement des constituants physiques du à des carences d'origine nutritive.

Chapitre IV
Le massage

Le massage est une forme complète de thérapie externe, c'est pourquoi il est important de l'appliquer en trois phases : préparation, massage proprement dit et conclusion du massage.

Préparation
Il est nécessaire d'avoir un lieu adapté, le temps requis, les huiles et onguents à base d'herbes médicinales, les farines médicinales, les baguettes (Yuk Chö) de massage (abordés dans un futur ouvrage), de l'encens, etc.

Lieu idéal pour le massage
Le massage est bénéfique pour tous les types de déséquilibres de l'humeur vent, c'est pourquoi le lieu idéal est celui qui soulage les dérèglements du rlung («loung»/vent), c'est-à-dire un endroit chaud et agréable, paisible, sans bruit ni autre dérangement et un peu sombre. Si le lieu est très éclairé, on couvrira les yeux du patient avec un linge.
Si le massage est pratiqué en plein air, au printemps ou en été, l'endroit idéal est un beau pré vert avec des fleurs, des parfums et des oiseaux qui chantent. Le massage se fait sous un parasol ou à l'ombre d'un arbre pour avoir la bonne température. C'est aussi très bien de le faire près d'un ruisseau ou sur la plage avec le bruit léger de l'eau.
L'atmosphère de la pièce où se pratique le massage doit apporter de la satisfaction et de la jouissance aux cinq sens (tib. Dod pai Yontan nga, sens litt. «les cinq connaissances du désir qui se manifestent par les sens»).

Odorat: Brûler des encens thérapeutiques comme l'Agar 15 ou 31 (utilisé pour les inhalations) ou l'encens de Mindroling.
Vue: Il est utile que l'ambiance soit chaude et claire-obscure, parce que la lumière active le rlung (vent) (dans le 2ième Tantra, il est dit une «maison chaude et sombre»). Il devrait y avoir des plantes, des couleurs, des tankas et des pierres.
Toucher: Utiliser des draps et des serviettes doux. Garder les ongles courts et les mains soignées, sans rugosité.
Ouïe: Musiques relaxantes (Mantras de médecine ou bruits de la nature, parmi lesquels le bruit de l'eau et celui des oiseaux sont les plus importants).

Goût: On peut offrir des tisanes ou d'autres boissons tièdes, ou une petite sucrerie.

Il est recommandé d'inclure la présence de l'eau dans l'installation thérapeutique: soit un récipient (une vasque) contenant de l'eau froide pour les agates, soit une petite fontaine. Tout cela contribue à établir une sensation de détente et à rééquilibrer les énergies.

La meilleure orientation pour le massage selon la géomancie tibétaine est celle où la porte principale de la maison se trouve à l'est, le lavabo et les canalisations de l'eau au sud, le foyer nécessaire pour la moxibustion et pour réchauffer les huiles est à l'ouest, et l'endroit où se préparent les herbes médicinales est au nord. La natte qui sert au massage ne devrait pas se trouver dans l'un des angles de la pièce ou sous une poutre du plafond. Pour ne pas perdre le sentiment de plénitude intérieure et pour garder l'énergie positive, la partie la plus centrale de la pièce devrait être un peu sombre, c'est-à-dire ne pas être sous une lumière forte. Les marches devant la porte d'entrée devraient descendre vers la maison plutôt qu'être sur le même niveau ou monter. La porte d'entrée ne devrait pas être en face de la porte de sortie et les portes de la pièce ne devraient pas être l'une en face de l'autre. Pour se protéger des déséquilibres énergétiques crées par de telles dispositions, vous pouvez condamner des portes dans la maison, et utiliser le mantra ou la formule appropriée comme «talisman» sur la porte. La natte où on pratiquera le massage devra être tourné vers le nord et la tête du patient sera donc au nord. Pour équilibrer les quatre éléments la maison devra être ornée avec des représentations, dessins ou statues des quatre animaux symboles des éléments, un tigre gris à l'est, qui représente l'élément vent, un dragon bleu au sud, qui représente l'élément eau, un oiseau rouge à l'Ouest, qui représente l'élément feu et une tortue dorée au nord, qui représente l'élément terre. Il serait idéal que la salle où seront pratiqués les massages soit décorée d'une représentation inspiratrice, peut-être une peinture représentant le Bouddha de la médecine ou un médecin important. Procéder de manière à ce que le patient soit content et détendu afin de le réconforter et de dénouer les tensions de son corps, de plus, cela relaxe ses nerfs et favorise la circulation de l'énergie et la circulation sanguine en plus de l'aider à oublier ses problèmes et ses soucis.

Pour que le patient se sente bien il faut stimuler ses sens par des expériences relatives à la forme, au son, à l'odorat, au goût et au toucher. Dans ce but, le cabinet ou la pièce seront conçus et décorés selon les principes de la géomancie, on diffusera de la musique agréable, le praticien s'adressera au patient d'une voix douce, on répandra dans l'atmosphère des parfums naturels et de l'encens (en particulier ceux conseillés pour le massage), on offrira au patient un peu de nourriture à son goût et on le fera se détendre sur une natte confortable, recouverte d'une étoffe lisse et douce.

Le moment
La meilleure saison pour le massage est le début de l'hiver qui comprend les mois de décembre et janvier. Le froid vif de cette période provoque la fermeture des pores de la peau et la rétention de la chaleur métabolique. L'augmentation des possibilités digestives qui en résulte accélère la digestion et l'influence de la nuit qui est plus longue que le jour tend à diminuer la force physique. C'est pourquoi c'est la période idéale pour le massage ou pour consommer des aliments riches et nourrissants afin de revigorer le corps.
La dernière partie de l'hiver, qui comprend les mois de février et mars, prédispose le corps à accumuler Bad Kan («békan»/eau et terre). Le massage en cette saison est particulièrement indiqué pour les personnes de caractère phlegme, qu'on massera plutôt avec des décoctions qu'avec des huiles.
Au printemps, Bad Kan («békan»/eau et terre) accumulée pendant l'hiver pourrait se manifester sous la forme d'une maladie, donc en cette saison le massage avec des infusions ou décoctions est particulièrement indiqué pour prévenir les maladies de Bad Kan («békan»/eau et terre).
L'été, qui comprend les trois mois de juin, juillet et août, la chaleur extérieure fait diminuer la chaleur métabolique interne. Le massage en cette saison est indiqué pour conserver et développer la chaleur métabolique. Il est aussi indiqué pour contrôler la sortie des maladies du rlung («loung»/vent), qui surviennent facilement à cette période.
En automne, le massage est indiqué pour prévenir les maladies liées à mKhrispa («tripa»/feu).
Dans une journée, les meilleurs moments pour le massage sont ceux de la matinée, tôt, et du soir, périodes au cours desquelles peuvent apparaître

plus facilement les dérangements de l'humeur vent.

Pour les personnalités mKrispa, l'heure la plus indiquée pour le massage est midi, ou les heures où le soleil donne le maximum de sa chaleur, parce que ce sont les heures où les dérangements de mKhrispa («tripa»/feu) ont tendance à se manifester.

Pour les personnes de caractère phlegme, les meilleures heures pour le massage sont celles de la tombée de la nuit, quand les dérangements de Bad Kan («békan»/eau et terre) ont tendance à se manifester.

Le praticien et le patient ne devraient pas avoir l'estomac vide ni avoir très faim, parce que cela pourrait provoquer un déséquilibre du rlung («loung»/vent). Le massage ne se fait pas non plus tout de suite après manger ou avec un estomac plein, parce que cela pourrait provoquer des problèmes digestifs et faire diminuer la chaleur nécessaire à la digestion. Le massage peut être pratiqué deux heures après un repas normal.

humeur	meilleure saison	meilleures heures
vent	hiver, été	aube, crépuscule
mKrispa	été, automne	midi
phlegme	fin de l'hiver, printemps	soir

Respirations pour les praticiens

Pour se laver de ses propres énergies négatives et de celles reçues de ses patients, il est utile que tous les matins les praticiens effectuent les neuf respirations suivantes, dans le but de se nettoyer des trois poisons et par conséquent des excès des trois humeurs et d'éliminer le rlung de la nuit vieux et mort (tib. rLung ro), autrement dit: l'air vicié de la nuit.

Prendre la position Vairocana en 7 points pour effectuer les respirations :
• 1   La position jambes croisées renforce la puissance du rlung («loung»/vent) descendant, l'empêche de descendre et il peut ainsi remonter dans le canal central.
• 2   Le poing du vajra (poing avec les pouces qui poussent à la base des annulaires, pour fermer les points du bLa) qui repose aux aines sur les artères fémorales contribue à bloquer la descente du rlung («loung»/vent) descendant.

- •3 Le dos droit maintient le vent qui accompagne la chaleur digestive.
- •4 Les épaules remontent comme des ailes d'aigle pour équilibrer le vent pénétrant.
- •5 Le menton rentré en arrière équilibre le vent ascendant.
- •6 La langue sur le palais équilibre aussi le vent pénétrant.
- •7 Le regard fixe équilibre le vent qui soutient la vie.

Ces 7 postures prises simultanément servent à faire rentrer tous les vents et les énergies dans le canal central pour activer la contemplation yogique qui fortifie nos trois aspects: physique, énergétique et psychique.

Les neuf respirations de purification
tib. rlung ros sal ba རླུང་རོས་སལ་བ།

Boucher la narine gauche avec l'index de la main gauche.
L'index de la main droite monte comme pour accompagner vers l'intérieur de notre corps la lumière et les couleurs des cinq éléments et les accompagne le long du canal droit jusqu'à la hauteur de l'aine. Arrivé à l'aine, l'index droit se tourne pour remonter le long du canal gauche, transportant avec lui la visualisation d'une petite boule noire ou rouge sombre de saletés à éliminer ; à la hauteur du nez, il va boucher la narine droite et on effectue l'expiration par la narine gauche, en s'imaginant jeter à l'extérieur la petite boule avec toutes les saletés. Ceci nettoie le côté droit et les émotions négatives liées à mKhrispa («tripa»/feu).
On recommence la respiration pour nettoyer le côté gauche et les émotions liées à l'ignorance, en visualisant une petite boule de saletés grises.
La troisième respiration, pour nettoyer le vent et l'attachement s'effectue avec les index qui se déplacent ensemble et on visualise une petite boule de saletés noires dans chaque canal latéral.
Les trois respirations doivent être répétées trois fois pour faire un total de neuf respirations complètes.

A la fin du cycle complet, effectuer sept fois la respiration Om A Hung (le roi des mantra) pour se recharger d'énergie positive.

Après les respirations, on récite mentalement le mantra du Père de la Médecine, Yuthog Yonten Gonpo, qui est considéré comme une émanation du Bouddha de la Médecine lui-même :

"OM A HUNG BAZAR (VAJRA) GURU GUNA SIDDHI HUNG"

"MAITRE DU VAJRA, ACCORDE-MOI TOUTES LES FORCES ET LES BENEDICTIONS DU CORPS, DE LA VOIX ET DE L'ESPRIT"

Cette pratique de mantra provient de l'enseignement spirituel lié à la médecine tibétaine, le texte appelé: "Yuthog Nyinthig", l'essence du coeur de Yuthog. Traditionnellement, les médecins tibétains font une retraite d'une semaine en récitant ce mantra pour l'activer et se renforcer, et il est important que les praticiens en Ku Nyé fassent de même avant de transmettre ce mantra.

Il est également conseillé de réciter le Mantra du Bouddha de Médecine, 7 ou 21 fois tous les jours, par exemple le mantra court :

TAYATHA OM, BEKHAZE,BEKHAZE, MAHA BEKHAZE, RAZA SAMUNG GATE SOHA

Préliminaires : respirations de purification
Avant de commencer le massage, le patient et le praticien s'assoient jambes croisées, le dos droit, et par la respiration ils purifient les énergies négatives et les canaux. Ils doivent être tous les deux détendus, sans pensée, et respirer comme ceci :
- le patient expire trois fois en prononçant HA : la première expiration doit être profonde, la seconde moyenne et la troisième superficielle, pour se débarrasser des énergies négatives du niveau le plus profond, puis du niveau moyen et à la fin du niveau superficiel ; puis il doit effectuer sept respirations profondes avec les trois syllabes OM A HUNG en trois phases :
- l'inspiration produit naturellement le son « OM »
- retenir légèrement pour répandre l'énergie du rlung («loung»/vent) dans tout le corps et la faire pénétrer dans les canaux fins. Cette

phase produit naturellement le son « A »
- l'expiration produit naturellement le son « HUNG » (prononcez : «houng»).

Pendant ce temps, le praticien récite mentalement (s'il en a eu la transmission directe) le mantra : Om a hung bazar guru guna siddhi hung, en se rappelant du sens: «Maître du Vajra, accorde-moi toutes les forces et les bénédictions du corps, de la voix et de l'esprit » ou bien le mantra court du Bouddha de Médecine.

La position du patient
En premier lieu, le patient devrait s'étendre sur le dos, droit, de préférence sans coussin. La position droite du corps favorise la disposition régulière des canaux, qui à son tour facilite la circulation des énergies et rééquilibre le psychisme et les essences vitales. Cet équilibre fait que le corps, la voix et le mental demeurent dans leur état calme et naturel. Si pour une quelconque raison un coussin est nécessaire pour la tête, il est préférable qu'il soit de dimension moyenne, ni trop haut ni trop plat.
Traditionnellement, le massage tibétain s'effectue sur une natte, de type tatami, sur laquelle le patient s'étend. Cette position facilite le travail du praticien. Si cela n'est pas possible, on peut aussi utiliser une petite table de massage.

La position du praticien
La position du praticien doit toujours être commode et stable. Il est très important que le dos soit maintenu droit, les vertèbres alignées, car lorsque le dos est droit, les canaux le sont aussi et l'énergie du rlung («loung»/vent) circule bien. Quand le vent circule harmonieusement, l'esprit se calme.

Liaison des canaux de l'énergie protectrice de la vie
Avant le massage, le praticien lie, sans trop serrer, la base des annulaires et des quatrièmes orteils du patient avec un fil rouge, parce que la couleur rouge a la fonction d'arrêter et de contrôler (l'énergie). Ces doigts sont les extrémités des canaux du corps dans lesquels circule l'énergie protectrice de la vie (l'énergie La en tib. bLa ༄) déjà mentionnée plusieurs fois). En les liant, on s'assure que cette énergie restera à l'intérieur du corps et ne se

dispersera pas à l'extérieur pendant la séance de massage, et on empêche les énergies négatives d'entrer.

Le massage
Maintenant on peut commencer le massage proprement dit, le «Ku» c'est-à-dire l'application de l'huile.
Le corps du patient se divise en zones : membres (tête comprise) et tronc, ou bien partie supérieure, de la tête aux épaules, partie médiane, des épaules au nombril, et partie inférieure à partir du nombril vers le bas.
Les différentes parties du corps du patient sont tapotées avec les paumes des mains trois fois, frictions et tapotements peuvent aussi être alternés, en frictionnant d'abord une partie du corps et puis en la tapotant, répétant la même opération sur une autre partie.
Ces deux techniques de massage sont particulièrement efficaces pour éliminer les blocages énergétiques, permettant ainsi une bonne circulation des énergies et du sang; cela permet aussi d'équilibrer et de renforcer les énergies et de les disperser quand elles se sont concentrées ou accumulées en un point du corps.
Après que les énergies aient été débloquées et redistribuées convenablement, les huiles médicinales peuvent facilement développer leur fonction bénéfique.

Application de l'huile
tib. chug pa ཆུག་པ་
En premier lieu, il faut frictionner et tapoter le corps du patient pour le réchauffer et pour ouvrir les pores de la peau, favorisant ainsi l'absorption de l'huile et de ses composants actifs.
La partie droite du corps contient les énergies chaudes (bile/mKrispa), alors que la partie gauche contient les énergies froides (phlegme/Bad Kan), c'est pourquoi on frictionne la partie droite d'une pression plus légère et plus lente et la gauche d'une pression plus forte et plus énergique.
Avant d'être appliquée, l'huile est réchauffée pour en faciliter l'absorption par les pores. Le praticien se verse dans les paumes des mains quelques gouttes d'huile et les frotte l'une contre l'autre jusqu'à ce que les mains développent de la chaleur. On peut aussi préchauffer l'huile sur un petit réchaud.

L'huile est appliquée de haut en bas, dans cet ordre : d'abord sur la face antérieure du corps, en commençant par la tête, puis sur le cou, sur la poitrine et sur l'abdomen, sur l'épaule droite, sur le membre supérieur droit y compris la main et les doigts, sur le membre inférieur droit, y compris le pied et les orteils, et on répète la séquence sur le côté gauche. On applique l'huile soigneusement, même entre les doigts et les orteils.

Puis le patient se retourne et on applique l'huile sur la face postérieure du corps, sur la tête, sur le cou, sur le dos, à gauche et à droite, sur la colonne vertébrale et sur les jambes, comme sur la face antérieure.

Pour appliquer l'huile, on fait de longues frictions comme suit: une main monte (de bas en haut) avec un peu de pression pendant que l'autre main descend avec le même mouvement (de haut en bas) avec moins de pression, les mains se croisent vers le milieu de la partie traitée. Ce double mouvement favorise la circulation des énergies et du sang.

Après avoir étalé l'huile, il faut la faire pénétrer à l'intérieur de l'épiderme (tib.Tem Par Chug ཐིམ་པར་ཆུག= «faire pénétrer l'huile par les pores de la peau») en frottant et en passant et repassant avec les paumes pour produire de la chaleur et faciliter l'absorption. La phase d'absorption de l'huile est très bonne pour la circulation.

Si la peau est sèche, cela indique un excès de l'humeur vent, et il convient d'appliquer une plus grande quantité d'huile. Pour les typologies phlegme, au contraire, on applique moins d'huile mais on frictionne plus pour générer de la chaleur. Chaque membre sera traité pendant environ cinq minutes.

1ière Phase : Ku , tib. bsku བསྐུ་

1- mgo lus khyab par chug, མགོ་ལུས་ཁྱབ་པར་ཆུག་ = étaler l'huile de la tête à tout le corps

2- tem par chug ཐིམ་པར་ཆུག་ = faire pénétrer l'huile complètement (à travers les pores de la peau). Donc frotter longtemps: 100 fois environ

3- snyom par chug སྙོམ་པར་ཆུག་ = étaler de façon égale sur toutes les parties du corps.

Position sur le dos

Ku de la tête:
«Horme» rapide (tib. hor me ཧོར་མེ་):
On effectue cette phase de «mgo lus khyab par chug», étaler l'huile partout selon la méthode des trois lignes, trois canaux, trois humeurs de la manière suivante :
On procède à l'application de l'huile spécifique pour la typologie humorale du patient au moyen d'un tampon d'ouate imbibé d'huile chaude sur la ligne médiane qui traverse la tête à partir du centre de la racine des cheveux (sur le front) jusqu'en bas de l'occiput, en passant par le point n°1 de la couronne (fontanelle postérieure) et puis sur les deux lignes paramédianes à deux doigts de distance de la première. On tamponne d'abord la ligne droite puis la ligne gauche.
A la fin, on insère deux petits morceaux de ouate, toujours imbibés de l'huile chaude, dans les oreilles. Cette technique permet la relaxation totale du corps et de l'esprit.
Après l'application d'huile chaude, on «fouille» en rayonnant dans les cheveux, en cherchant à atteindre le cuir chevelu avec le bout des doigts, par des mouvements rapides et profonds qui partent de l'extérieur pour se diriger vers la fontanelle postérieure, en détachant toujours rapidement le dernier mouvement. La peau du crâne est imperméable, il est donc nécessaire de frotter énergiquement pour réussir à faire pénétrer l'huile dans l'épiderme et lui faire absorber les principes thérapeutiques contenus dans l'huile. La tête comporte beaucoup de points critiques de l'humeur vent, et l'huile, si elle est bien appliquée, a le pouvoir d'apaiser cette énergie. En outre, le massage sur le muscle de la couronne (zone du mandala de la couronne) a pour effet la relaxation de la musculature de tout le corps.

Ku sur le visage
On applique l'huile par trois fois, sur tout le visage en partant du centre du nez en utilisant toute la main vers l'extérieur jusqu'aux oreilles.
Puis, par trois fois on applique l'huile sur le front en partant du centre vers les tempes.
Il est très important de travailler soigneusement sur les pommettes, où se manifeste la radiance (tib. mdangs, མདངས་), parce qu'elles sont reliées au

cœur. Outre les sept constituants physiques, il existe en Médecine Traditionnelle Tibétaine (MTT) dix niveaux encore plus subtils, dont l'un est le bLa et un autre celui de l'énergie du «mDangs» du cœur, qui se manifeste sur les joues.

On procède au massage sur les organes des sens qui sera bénéfique à l'organe interne plein auquel chacun est relié :

- Les yeux -reliés au foie : on effectue avec les deux pouces très légèrement des des cercles dans le sens des aiguilles d'une montre et dans le sens inverse et des mouvements dans les quatre directions sur les globes oculaires.

- Le nez -relié aux poumons : on fait des mouvements circulaires avec les index et les médiums à partir de la racine du nez jusqu'à la pointe et retour, dans les deux directions.

- Les lèvres sont reliées à la rate et se traitent avec les deux pouces à partir du point médian vers l'extérieur. Sur la lèvre supérieure on descend avec les pouces alors que sur la lèvre inférieure on remonte. Ce mouvement est très important pour l'énergie de la rate.

- Les oreilles -reliées aux reins : avec les pouces et les index on travaille les oreilles par des mouvements circulaires sur le pavillon auriculaire et avec des mouvements rayonnant à partir du conduit auditif.

Les mouvements sur les organes des sens doivent aussi être répétés par trois fois.

Après le visage et les organes des sens, on continue en insérant un petit bâtonnet de ouate imbibé d'huile de sésame tiède dans le canal auriculaire ou bien, en alternative, il existe une technique de remplissage du canal auriculaire directement avec l'huile tiède.

A la fin du Ku sur le visage, on applique sur les yeux un petit masque contenant des graines (par exemple lin et lavande). L'obscurité et le poids augmentent la capacité de relaxation des yeux.

Ku sur le cou

Appliquer toujours soigneusement l'huile sur le cou pour bien relier la tête au corps, en n'oubliant aucune partie.

Ku sur le thorax
Après avoir enduit le thorax d'huile, on procède au réchauffement en frottant plusieurs fois avec l'hypothénar (pulpe de la main, sous le pouce) la ligne médiane le long du sternum. On termine par des mouvements circulaires en 8 pour bien connecter les deux côtés. Toujours couvrir le thorax après l'avoir travaillé.

Ku sur l'abdomen
Les mains montent avec une pression plus forte et descendent avec une pression légère pour stimuler la circulation du sang et de l'énergie. Sur le ventre, on effectue aussi des mouvements circulaires avec les mains ouvertes. Couvrir l'abdomen après l'avoir travaillé.

Ku sur les épaules, les bras et les mains
On commence toujours par le côté droit.
Après avoir bien huilé l'épaule, le bras, l'avant-bras et la main, y compris les espaces interdigitaux, on commence, à partir de l'épaule, à travailler un segment à la fois.
Une main remonte en exerçant une pression décidée, alors que l'autre redescend en exerçant une pression minime, ceci pour favoriser la circulation et l'ouverture des canaux.
On continue avec le bras, puis on réchauffe énergiquement l'articulation du coude (chakra du rlung («loung»/vent)) avec les hypothénars puis on passe à l'avant-bras et la main. Travailler bien les paumes de la main qui correspondent, la droite au chakra du feu et la gauche au chakra de la terre.
A la fin, glisser avec le pouce, puis à main ouverte, en remontant le long du membre, du poignet vers l'aisselle, pour terminer avec les mains en bracelet: serrer le bras et remonter, comme si on cisaille le bras.
On continue par le côté gauche.
Chaque membre est travaillé pendant cinq minutes environ.

Ku sur les jambes et les pieds
On traite toujours la jambe droite avant la gauche.
On plie la jambe du patient en maintenant fermement le pied avec nos genoux à terre et on procède au travail soigneusement segment par seg-

ment, avec les mêmes critères et techniques utilisés pour les bras. Toujours bien réchauffer les genoux qui correspondent au chakra de l'eau et les plantes des pieds qui correspondent au chakra du sang.

2ième phase: Mobilisation des articulations
Tsig jor (tib. tshigs sbyor) ཚིགས་སྦྱོར་

Les articulations sont le siège de chakra, centres énergétiques du corps. En fait les articulations sont des chakra secondaires du corps, et sont donc en relation avec les chakra principaux. En mobilisant les articulations on met en connexion les différents chakras. Dans la médecine tibétaine on cherche toujours à équilibrer le chaud et le froid, par exemple en posant la paume de la main, siège du «chakra du feu» sur le coude du patient, siège du «chakra du rlung («loung»/vent)» on cherche à rééquilibrer le froid du rlung («loung»/vent) par la chaleur. On applique de la chaleur aux plantes des pieds, siège du «chakra du sang», parce que l'on considère que sans chaleur dans le sang, il n'y a pas de circulation. Le sang, liquide comme l'eau, contient aussi bien l'énergie de Bad Kan («békan»/eau et terre), qui est froide, que celle de mKhrispa («tripa»/feu), moteur du corps, qui est chaude. Donc, en donnant de la chaleur au sang, on améliore la circulation.

La paume de la main gauche est généralement considérée comme le siège du «chakra de la terre», mais lors d'un Ku nye, le praticien utilise les paumes des deux mains comme «chakra du feu», tandis que pour le patient on considère que sa main gauche serait le siège du «chakra de la terre» et sa droite celui du feu. En travaillant sur les articulations, donc, nous travaillons aussi sur les chakra.

Nous avons donc la classification suivante :

Main droite	Chakra du feu	Chaud
Main gauche	Chakra de la terre	Froid
Coudes	Chakra du vent	Neutre
Genoux	Chakra de l'eau	Froid
Plantes des pieds	Chakra du sang	Chaud-froid

Dans les articulations, résident les humeurs du rlung («loung»/vent) et de Bad Kan («békan»/eau et terre). Par le massage, on retire l'excès de

phlegme qui empêche le mouvement des jointures, en d'autres termes, on réchauffe et mobilise Bad Kan («békan»/eau et terre), froide et collante qui bloque les articulations.
On travaille sur les douze principales articulations du corps :
- les épaules, tib. dpung tshigs, དཔུང་ཚིགས་
- les coudes, tib. gru tshigs གྲུ་ཚིགས་
- les poignets, tib. mkhrig tshigs མཁྲིག་ཚིགས་
- les hanches, tib. dpyi tshigs དཔྱི་ཚིགས་
- les genoux, tib. pus tshigs པུས་ཚིགས་
- les chevilles, tib. bol tshigs བོལ་ཚིགས་
- et sur les mineures, comme les articulations entre les phalanges, etc.

Les articulations des épaules, des poignets, de hanches et des chevilles feront des rotations alors que les autres ne peuvent et ne doivent pas subir de rotation.

Mobilisation des articulations des épaules
En premier lieu, on détend les articulations des épaules pendant que le patient est à plat ventre. De la main gauche, le praticien saisit l'intérieur du bras gauche du patient, à peine au-dessus de l'articulation du coude, et pendant que par cinq fois il pousse le coude du patient vers la colonne vertébrale, avec pour résultat l'ouverture de l'articulation de l'épaule, avec le pouce, l'index et le médium de l'autre main on se déplace en exerçant une pression le long du bord de l'omoplate, trois fois en remontant et deux fois en redescendant.

Puis, le praticien fait faire une rotation à l'articulation de l'épaule, en soutenant toujours le bras de la même façon et d'un mouvement ample, cinq fois dans un sens et cinq fois dans l'autre, pendant que l'autre main continue à appuyer le long du bord de l'omoplate du patient, de la manière décrite ci-dessus. On peut demander au patient de bouger l'épaule tout seul pour vérifier son amplitude de mouvement. La tête du patient est d'habitude tournée à l'opposé de l'épaule traitée, mais cela dépend de ce qui est confortable pour lui.

Mobilisation de l'articulation du coude
Pour mobiliser l'articulation du coude, siège du chakra du rlung («loung»/vent), le praticien pose la main gauche sur le coude du patient, et avec la droite plie et déplie l'avant-bras par cinq fois.

Mobilisation de l'articulation du poignet
Pour mobiliser l'articulation du poignet, le praticien entrecroise les doigts de sa main droite avec ceux de la main gauche du patient, et avec sa main gauche, lui dirige le poignet, en lui imprimant les mouvements suivants : flexion, extension, adduction, abduction, et rotation dans les deux sens, par cinq fois dans chaque sens.

Mobilisation de l'articulation des mains
Pour mobiliser les articulations des mains, le praticien saisit un doigt du patient entre le pouce et l'index, exerçant une pression avec le pouce sur l'articulation carpe-métacarpe de la main du patient, puis descend jusqu'à la jointure de la première phalange puis, en pressant légèrement, en roulant le pouce dessus, plie et déplie l'articulation par cinq fois, puis descend jusqu'au bout du doigt, où il exerce d'abord un peu de pression, et puis tire et lâche la prise d'un coup. La même technique sera utilisée sur tous les doigts.
Puis le praticien empoigne à deux mains le poignet du patient et lui secoue la main par cinq fois, et en saisissant la main droite du patient dans ses deux mains il secoue puis tire le bras vers l'extérieur, ensuite il secoue puis pousse le bras vers l'épaule par cinq fois.
Ces articulations se traitent alors que le patient est allongé sur le ventre, puis le patient se tourne sur le dos et on traite les articulations des jambes et du cou.

Mobilisation de l'articulation de la hanche
Pour mobiliser l'articulation de la hanche, le praticien doit d'abord prendre la plante du pied droit du patient dans sa main droite, en lui appuyant la main gauche sur le genou droit, puis il lui pousse le genou vers l'abdomen et répète le mouvement par cinq fois.
Puis, en gardant les mains dans la même position, il pousse latéralement

le genou du patient, jusqu'à lui faire toucher le sol du côté gauche.
Puis, tenant de la main droite le talon du patient et appuyant la main gauche sur son genou, il amène son genou à toucher le sol du côté droit. Ensuite, gardant les mains dans la même position, il fait tourner la jambe pliée du patient vers la droite et puis vers la gauche.

Mobilisation de l'articulation du genou

Pour mobiliser l'articulation du genou, le praticien, avec la main droite tient la cheville du patient et lui appuie la main gauche sur le genou. La mobilisation consiste à pousser légèrement la cheville vers la cuisse par cinq fois.

Mobiliser l'articulation de la cheville

Pour mobiliser l'articulation de la cheville, le praticien, de sa main droite prend la partie supérieure du pied du patient et avec sa main gauche il aligne la jambe et la cheville. La mobilisation consiste à imprimer à la cheville les mouvements suivants (comme pour le poignet) : flexion, extension, adduction, abduction et rotation dans les deux sens, par cinq fois dans chaque sens.

Mobilisation des orteils

Le travail sur les orteils est identique à celui effectué sur les doigts des mains.
Puis le praticien prend les chevilles du patient dans ses deux mains et secoue par cinq fois le pied. Ensuite, il prend avec sa main droite les orteils du patient et avec la main gauche la cheville correspondante et secoue puis tire la jambe vers lui, ensuite, le mouvement inverse: il secoue puis pousse la jambe vers la hanche.

Mobilisation du cou

Pour mobiliser le cou, on le prend avec les deux mains, en soulevant légèrement la tête du patient, qui doit être aussi détendu que possible. On plie d'abord la tête vers l'avant par cinq fois, puis en arrière, puis vers la droite et vers la gauche, en la ramenant à sa position initiale après chaque mouvement. Puis on fait tourner la tête doucement dans les deux sens. Chaque mouvement étant répété cinq fois.

Chaque organe est relié à un membre, et dans le massage thérapeutique on traitera de façon prolongée seulement le membre relié à l'organe à soigner, selon le schéma suivant :

Bras gauche   Rate
Jambe gauche Reins
Bras droit   Foie
Jambe droite   Poumons
Tête   Cœur

C'est pourquoi un mouvement des articulations travaille non seulement sur les humeurs badkan et rlung (phlegme et vent) qui résident dans les articulations, ou sur les muscles et les tendons, mais aussi sur les organes correspondants.

3ième phase Application de la chaleur
Sro wa (tib. sro ba) སྲོ་བ་

Après l'application de l'huile et la mobilisation des articulations, le patient reste étendu et relaxé : le praticien appliquera alors la chaleur aux différentes parties de son corps. Selon la constitution humorale et l'équilibre énergétique d'un ou plusieurs organes, on suivra une procédure différente.

- le type vent devra rester sur le dos, les jambes parallèles et les bras étendus derrière la tête,
- le type mKrispa devra rester sur le dos, bras et jambes étendus écartés, avec même les doigts de la main écartés,
- le type phlegme devra rester étendu sur un flanc, en légère torsion,
- les personnes qui souffrent du foie devront rester sur le dos, les bras croisés sur la tête et les jambes étendues et parallèles,
- les personnes qui souffrent du cœur, devront rester étendues sur le côté droit (sauf situs inversus !),
- les personnes qui souffrent de maladies pulmonaires devront rester sur le dos, droites, avec un petit coussin sous le cou,
- les personnes qui ont des problèmes rénaux devront rester sur le dos, les paumes des mains sur les flancs, les doigts tournés vers la colonne,
- les personnes qui ont des problèmes de rate devront mettre un

grand coussin sous leur dos de façon à être à moitié étendues,
- les personnes qui ont des problèmes d'estomac devront s'agenouiller, la tête touchant le sol et les bras étendus vers l'avant et parallèles,
- les personnes qui souffrent d'indigestion ou de problèmes intestinaux devront rester étendues sur le dos avec les paumes des mains l'une sur l'autre posées sur l'abdomen,
- les personnes qui ont des dérèglements de mKhrispa («tripa»/feu) devront rester étendues sur le flanc gauche,
- les personnes qui ont des problèmes de circulation sanguine devront s'étendre avec les pieds légèrement surélevés sur un coussin,
- les personnes qui souffrent de rigidité des membres devront rester allongées sur le dos avec les plantes des pieds rassemblées et les paumes des mains jointes sur la tête,
- les personnes qui souffrent de problèmes à la colonne vertébrale devront rester allongées sur le ventre avec les paumes des mains appuyées sur le sol.

Dans chaque cas, il convient de choisir la position la plus confortable pour le patient, celle qui lui apporte le plus de soulagement.

A présent, le praticien réchauffe le corps du patient de l'une des manières suivantes : réchauffer un morceau de coton, une brique ou une pierre, les envelopper dans une serviette et les appliquer :
- sur la tête du patient,
- sur les articulations,
- sur la poitrine,
- sur l'estomac,
- sur l'abdomen,
- sur la zone au-dessus des reins,
- sur les paumes des mains,
- sur les plantes des pieds.

Si cela n'est pas possible, le praticien peut se réchauffer les mains en les frottant l'une contre l'autre, et réchauffer de ses mains les zones ci-dessus. Suivant le caractère humoral de la personne la chaleur s'applique sur le siège de l'humeur correspondante: si la personne est d'un type bile, la chaleur, bien que nécessaire pour pouvoir absorber l'huile, ne devra pas être trop forte.

L'été, l'application de la chaleur peut se faire naturellement en faisant allonger le patient pendant une dizaine de minutes au soleil, soit sur le ventre soit sur le dos. L'hiver, quand il fait froid, le patient peut rester près d'une cheminée ou d'une source de chaleur.
Une autre méthode consiste à mettre des braises de charbon allumées dans un conteneur approprié en argile ou en métal et à le tenir à la bonne distance du corps du patient, en le déplaçant de façon à en chauffer les différentes parties. La chaleur peut aussi provenir d'une source électrique, qui serait munie d'une protection compatible avec la fonction curative.

4ième phase : Pétrir et exercer des pressions
Nyé , tib. mnye ཨཻ༹་

Cette phase du massage comprend:
- le pétrissage des muscles, de la peau, des zones du corps dans lesquelles sont présents les nœuds lymphatiques, les tendons et les canaux dans lesquels circule l'énergie
- les pressions et les tapotements sur les points critiques du corps
- le massage et les pressions sur la peau.
Dans le corps, il existe beaucoup de types de muscles aux diverses fonctions; on les traite à un niveau superficiel, moyen ou profond. Dans le cas présent, nous considérerons l'application du Ku nye aux 45 muscles principaux.
Le travail sur les muscles améliore leur fonctionnement et débloque leurs contractures, rééquilibrant ainsi l'énergie. Il s'agit cependant d'un travail à plusieurs niveaux. Puisque tous les muscles sont reliés entre eux, en travaillant sur les 45 muscles principaux, on agit aussi sur les autres muscles qui leur sont reliés.

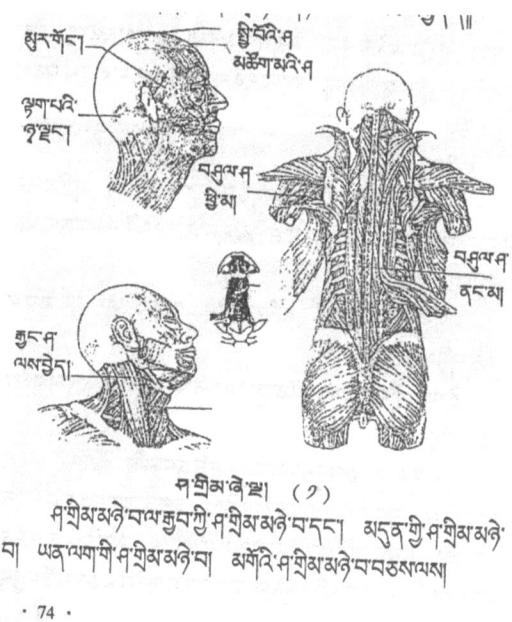

Suivant la médecine tibétaine il existe 45 muscles principaux.
Cinq sont situés dans la tête et correspondent à :
(1) le muscle occipitofrontalis au niveau de la fontanelle postérieure,
(2) le muscle occipitofrontalis, dans la zone de la fontanelle antérieure,
(3) le ventre occipital du muscle occipitofrontalis,
(4-5) les muscles temporo-pariétaux droit et gauche.
Ces muscles sont considérés comme étant des aires fonctionnelles, dans la mesure où leur bon fonctionnement dépend aussi de celui de beaucoup d'autres muscles. Le premier, le muscle de la couronne, est considéré comme le plus important parce qu'il travaille en synergie avec les muscles des épaules et du cou. Si pour une raison quelconque ce muscle est endommagé, les autres muscles en seront affectés aussi.
Quatre dans le cou :
(6-7) les muscles sterno-cléido-mastoïdiens droit et gauche sur les côtés droit et gauche du cou (il fléchit et incline la tête de son côté et lui imprime un mouvement de rotation vers le côté opposé)
(8) le muscle omo-hyoïdien (de l'épaule à l'os hyoïde), sur la partie frontale externe, sous la pomme d'Adam

(9)   le muscle sterno-hyoïdien (du sternum à l'os hyoïde), à l'intérieur.

Dix huit dans le tronc :
(10-11) le muscle de l'épine dorsale, droit et gauche (extension de la colonne vertébrale)
(12-13) le muscle trapèze (comporte plusieurs faisceaux qui élèvent et rétractent l'épaule)
(14-15) le muscle moyen fessier droit et gauche (rôle important dans la station debout)
(16-17) le muscle grand pectoral de droite et de gauche (rapproche le bras du thorax)
(18-19) le muscle grand rond de droite et de gauche (rotation interne, adduction sur le plan de l'omoplate)
(20-21) le muscle grand dentelé antérieur droit et gauche (participe aux mouvements respiratoires, abaisse l'omoplate et élève les côtes)
(22-23) le muscle élévateur de la clavicule droit et gauche
(24-25) le muscle petit rond de droite et de gauche (rotation externe et adduction sur le plan de l'omoplate)
(26-27) le muscle infra-épineux droit et gauche (rotation de l'humérus)

Dix huit dans les membres :
(28-29) le muscle deltoïde droit et gauche (antépulsion et rétropulsion du bras, abduction)
(30-31) le muscle bracchio-radial droit et gauche (flexion de l'avant-bras)
(32-33) les extenseurs du doigt droit et gauche
(34-35) les adducteurs du pouce droit et gauche
(36-37) les adducteurs courts du pouce droit et gauche,
(38-39) le muscle sartorius droit et gauche (il fléchit la jambe sur la cuisse et la cuisse sur le bassin)
(40-41) les muscles droits de la cuisse droit et gauche,
(42-43) le muscle gastrocnémien, partie inférieure, des jambes droite et gauche (flexion du pied sur la jambe)
(44-45) les chefs latéral et médial du gastrocnémien, jambes droite et gauche.

Si l'un de ces muscles ou plusieurs d'entre eux sont endommagés, il en dé-

coule de gros dommages pour tout le corps. En travaillant sur ces muscles avec le Ku Nyé on en relaxe les contractures et on prévient des dommages éventuels.
En général, le massage devrait s'effectuer sur les muscles du dos, sur ceux de la partie antérieure du corps, et sur ceux des membres et de la tête.

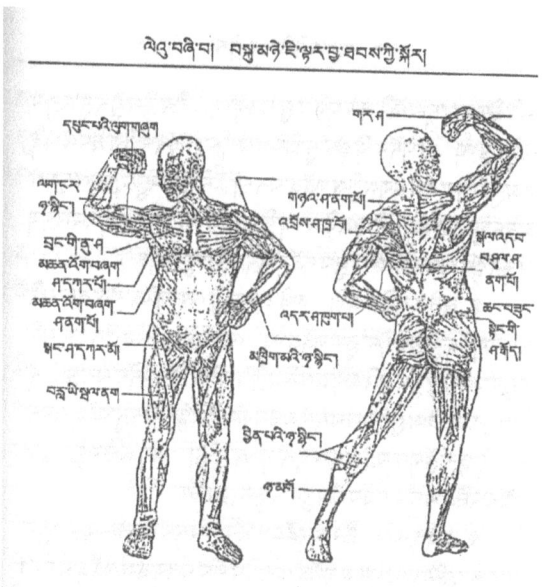

Nyé (tib. mnye མཉེ)

Toutes les techniques de «mnye»:
mnye (signifie en tib.: tanner les peaux des animaux, assouplir le cuir).
(le nom du geste de massage peut s'énoncer avec ou sans le mot mnye)

- Phur pa ou phur nye (tib. 'phur ba/ mnye འཕུར་བ/འཕུར་མཉེ)- Frotter (de petites surfaces par de petits mouvements rapides et de façon superficielle).
- Non pa (tib. gnon pa/ mnye གནོན་པ) - Pression
- Ded pa (tib. 'ded pa/ mnye འདེད་པ) - Glisser
- Tsir pa (tib. btsir pa/ mnye བཙིར་པ) - Pincer
- Zin pa (tib. 'zin pa/ mnye འཛིན་པ) - Empoigner
- Deg pa (tib. brdeg Pa/ mnye བརྡེག་པ) - Tapoter
- Dung pa (tib. brdung pa/ mnye བརྡུང་པ) - Tambouriner

- Shud pa (tib. bShud pa/ mnye བཤུད་པ་) - Frictionner à pleines main avec des mouvements longs et appuyés
- Kor pa (tib. bskor ba/ mnye བསྐོར་བ་) - Pressions circulaires
- Tzi pa (tib. brdzi ba/ mnye བརྫི་པ་) - Pétrir (malaxer)
- Trug pa (tib. dkrugs pa/ mnye དཀྲུགས་པ་) - Secousses avec vibration
- Zub dar pa (tib. rtsub brdar/ mnye རྩུབ་བརྡར་པ་) -Frottement
- then pa (tib.'then pa/ mnye འཐེན་པ་) - Allongement
- Drug pa (tib. sprugs pa/ mnye སྤྲུགས་པ་) - Frottement rapide
- Tem pa(tib. 'then pa/ mnye འཐེན་པ་) - Pression fixe
- Chod pa (tib. gtsod pa / mnye གཙོད་པ་) - couper
- then Ded (tib. then 'ded/ mnye འཐེན་འདེད་) - étirer et presser
- Sor mnye (tib. sor mnye/ mnye སོར་པ་) - Technique des cinq doigts

1- Phur pa – Frotter
Appliquer l'huile et frotter. L'application se fait sur les zones à réchauffer, sur les méridiens, sur les tendons ou sur les ligaments et sur les articulations en frottant en avant et en arrière. Cela peut aussi s'appeler chuk-pur. Cela ressemble au numéro 8, shud-pa, mais avec Phur-pa on frotte de petites zones en avant et en arrière, et avec shud, il s'agit d'un frottement long avec pression le long de toutes les vertèbres et les membres.

2- Non pa - Pression
Pressions effectuées sur les méridiens (non tsa), les points et les muscles. Les pressions peuvent s'effectuer avec les pouces, les paumes, les doigts, les coudes et les genoux. Graduellement de plus en plus profondément

3- Ded pa – Glisser
Glisser sur les méridiens ou sur les muscles avec les pouces, les paumes ou les phalanges, et les poings.

4- Tsir pa – Pincer
Pincer rapidement avec deux doigts. S'utilise principalement sur la peau et les muscles et toujours superficiellement.

5- Zin pa – Saisir (empoigner)
Saisir et soulever à pleines mains les muscles des membres (profondément).

6- Deg pa – Tapoter
Tapoter des doigts sur les points, ou avec les poings, les mains en ven-

touses, les paumes -comme sur un tambour-, avec la tranche de la main -soit une main, soit les deux avec les doigts entre-croisés.

7- Dung pa – Tambouriner
Tambouriner des poings sur les muscles.

8- Shud pa – Frotter
Frottement associé à des pressions le long de toutes les vertèbres et les membres.

9- Kor ba – Pressions circulaires
Pressions circulaires ou en spirale avec détachement. S'effectue avec les paumes et les pouces sur les muscles et les points, ou avec les coudes.

10- Tsi ba – Pétrir
Pétrissage musculaire, utilisé particulièrement sur les membres.

11- Trug pa – Secousses avec vibration
Remuer et secouer d'une main les muscles du dos et des membres.

12- Zub Dar – Friction (ponçage)
Frottement avec pression au moyen des pouces, des paumes ou des poings.

13- then pa – Elongation (allongement, étirement dans une direction)
Elongation musculaire effectuée avec les paumes, les doigts, les poings et les avant-bras.

14- Drug pa – Frottement rapide (comme pour remuer; pas pour réchauffer) - Frottement rapide avec le pouce sur les points de saignée pour faire sortir la chaleur. Technique de dispersion.

15- Tem pa – Pression fixe - Pressions prolongées sur les points de saignée. Au fond de la pression, on récite trois fois Om A Hum et on relâche d'un coup. Enlève les énergies négatives qui se rassemblent et sortent.

16- Chod pa - Saisir, presser et tirer à deux mains avec les pouces superposés. S'utilise sur les membres.

17- Then Ded (13+3) Etirer les muscles avec les pouces qui partent dans des directions opposées, puis même mouvement avec les paumes ou les avant-bras, ou avec une main qui tient et l'autre qui étire le muscle.

18- Sor Nyé - Technique des cinq doigts.

Massage de la partie antérieure du tronc
Nyé du thorax et de l'abdomen – Lu Dun Sha Grims (tib. lus mDun sha grims ལུས་མདུན་ཤ་གྲིམས་)

Nyé du thorax
On masse d'abord les muscles pectoraux. On appuie une main sur un côté de la poitrine du patient et avec l'autre on exerce une pression sur les muscles du côté opposé, en étirant les muscles avec l'hypothénar et le pouce, de la ligne médiane vers les côtés du corps.
Puis, Par Nyé (tib. spar mnye, སྤར་མཉེ) en deux techniques :
- Saisir superficiellement les muscles pectoraux et les étirer avec le pouce
- Prise profonde des muscles pectoraux et étirement avec le pouce.
Puis, Thil Ded (tib. mthil 'ded, མཐིལ་འདེད་) en trois techniques :
- On descend avec toute la main en appuyant légèrement avec la paume pour étirer les muscles transversalement (éviter les seins des femmes).
- On remonte toujours en étirant les muscles transversalement, mais avec le pouce.
- On glisse, toujours de l'intérieur vers l'extérieur, avec les cinq doigts sur les muscles intercostaux, dans les espaces intercostaux.
Puis, then Ded:
Glisser avec les/le pouce(s) entre les espaces intercostaux, ensuite pressions digitales, toujours sur les muscles intercostaux.

Nyé de l'abdomen To Nyé - tib. lto mnye, ལྟོ་མཉེ
- Quand l'abdomen du patient est froid, on le réchauffe en le frictionnant et en le tapotant très légèrement, puis avec les dix doigts, on remue un peu les muscles abdominaux en direction du nombril pour ramener vers le centre les énergies qui pourraient être restées bloquées sur les côtés.

Sur l'abdomen: on pratique six techniques :
1- Kor - tib. bskor , བསྐོར་ – Pressions circulaires
Appuyer la main sur le nombril du patient et effectuer trois petits cercles autour du nombril, suivis de trois cercles moyens et de trois cercles amples jusqu'à englober tout le ventre. On recommence neuf autres cercles dans le sens inverse des aiguilles d'une montre, trois amples, trois moyens et trois petits, jusqu'à revenir au nombril, en tout neuf rotations dans le sens

des aiguilles d'une montre et neuf dans le sens inverse.
2- Non ded - tib. gnon 'ded གནོན་འདེད་ - Pressions
On appuie d'abord sur le point médian avec les pouces superposés, on glisse jusqu'aux deux/cinq points latéraux, on presse et on lâche d'un coup. En tenant la peau du haut avec une main, on tire l'abdomen vers le bas avec l'autre main.
3- Zin then - tib. 'zin then འཛིན་ཐེན་ - Saisir
Serrer et soulever la couche graisseuse et étirer le muscle avec les pouces.
4- Sor Kor - tib. Sor bskor སོར་བསྐོར་ – Petits cercles
Effectuer de petits cercles avec les doigts sur les organes internes.
5- Zib Nyé - tib. 'zin mnye འཛིན་མཉེ་ - Glissements
Pétrissage par vague et pression des pouces sur les trois lignes, médiane et latérales.
Pressions le long des bords des crêtes iliaques sur les flancs. Avec les doigts, on presse sous les côtes, sur le rebord de l'os.
6- Sor Nyé - tib. sor mnye སོར་མཉེ་- Technique des cinq doigts
On secoue les muscles profonds, on les rassemble au centre et on tambourine progressivement avec les dix doigts, en alternant les tambourinements légers, au niveau superficiel et les tambourinements plus profonds.

Masser les muscles du dos
Nyé des épaules
1-Préparation:
Après avoir huilé et pétri légèrement le cou et les trapèzes, on poursuit par un pétrissage un peu plus profond, puis une pression des trapèzes et des muscles postérieurs du cou.
On continue par des glissements du pouce (en cas de douleur, la pression devra être légère) le long des muscles postérieurs du cou et sur les trapèzes, et on continue avec des pressions effectuées avec le coude sur les trapèzes.
Ici, on utilise des mouvements qu'on reverra lors du massage des trois canaux énergétiques Ratna, Jache et Buguchen (voir ce chapitre):
Tsa non - tib. rtsa gnon, རྩ་གནོན་
Pressions digitales le long des méridiens partant des muscles sous occipitaux jusqu'aux épaules, tous les deux doigts à partir du point No 6 de l'arrière du cou.

Tsa ded - tib. rtsa 'ded ཙ་འདེད་
Glisser avec le pouce, la paume, et pour finir l'avant-bras.

Tsa phur - tib. rtsa 'phur ཙ་འཕུར་
Frotter avec la paume de la main, et frictionner avec le tranchant de la main.

Tsa Deg/Dung - tib. rtsa brdeg, brung, ཙ་བརྡེག༌།ཙ་བྲུང་
Tapotements en utilisant :
- les mains en castagnettes,
- les poings,
- les mains jointes (doigts entrecroisés),
- un poing qui frappe sur l'autre main ouverte.

Tsa Nyé - tib. rtsa mnye, ཙ་མཉེ་
Pétrir et pincer.

Nyé du dos - Gyab Sha - tib. rgyab sha རྒྱབ་ཤ་
Shud Nyé - tib. bshud mnye, བཤུད་མཉེ་
- Frotter avec la paume de la main en exerçant une pression tout le long de la colonne en se détachant d'un coup à la fin. Recommencer sur les muscles paravertébraux.
- Pressions avec les poings et mouvement des poignets sur le côté de la colonne :
- Pour éliminer les résidus des énergies négatives présents dans le dos, positionner les poings de part et d'autre de la septième vertèbre cervicale, puis descendre en pressant, d'abord avec la partie avant du poing, puis avec la partie arrière, en provocant un léger balancement, et continuer ainsi, lentement, le long de la colonne vertébrale jusqu'au sacrum (les poings glissent comme un serpent le long de la colonne). Au niveau du sacrum ouvrir les poings vers la droite et la gauche en quatre temps, lentement, en pressant ensuite à la hauteur des articulations postéro-externes du bassin. Cette pression permet aux énergies neuves d'entrer dans le dos, de bas en haut.
Frotter les muscles du dos comme si on lavait du linge:
Pour équilibrer la circulation des énergies du sang, frotter le dos avec les

paumes des mains de haut en bas.

Thil Nyé - tib. mThil mnye, མཐིལ་མཉེ་
Appuyer la main gauche sur l'épaule gauche du patient et avec l'hypothénar de la main droite ouvrir et allonger transversalement la musculature sur le côté droit de la colonne, en effectuant des pressions et rotations avec la paume, depuis les épaules en descendant vers les fesses, en appuyant et en frottant aussi avec le pouce dans la direction du flanc droit.
On remonte en frottant seulement avec le pouce en ouverture des paravertébraux jusqu'aux flancs, à partir des fesses jusqu'à la hauteur de la septième cervicale.
Les deux techniques doivent être répétées sur le côté gauche.

Kor Nyé - tib. bskor mnye, བསྐོར་མཉེ་
Trois rotations en spirale avec les paumes qui s'ouvrent vers le bas, le long des paravertébraux, en descendant des épaules vers les fesses.
Trois rotations en spirale avec les pouces qui finissent vers le haut, en remontant des fesses aux épaules.

Non Nyé - tib. gnon mnye, གནོན་མཉེ་
Pressions avec les paumes des deux mains qui se rapprochent et s'éloignent sur la colonne vertébrale:
- Appuyer une main à l'horizontale sur la septième cervicale et l'autre parallèlement sur le sacrum et presser graduellement, en tirant un peu, comme si on voulait allonger l'épine dorsale. Relâcher en douceur, puis rapprocher les mains en les déplaçant vers le centre du corps, en pressant, en tirant et puis relâchant de nouveau la pression, on s'approche petit à petit vers le centre de la colonne. Puis revenir à la position de départ (du milieu vers le haut et le bas du dos) en effectuant les mêmes pressions qu'à l'aller.
- Appuyer les mains à la verticale à droite et à gauche de la septième cervicale, presser lentement et tirer un peu, écartant les mains l'une de l'autre et puis relâcher la pression. Continuer ainsi en descendant jusqu'au sacrum.

Pressions des pouces sur les paravertébraux.

Pressions des coudes sur les paravertébraux.

Shog Nyé - tib. gshog mnye, གཤོག་མཉེ

Frotter (comme un balayage) avec le tranchant de la main- avec les doigts libres:
- ce mouvement rappelle celui d'un petit couteau quand on coupe les nœuds du bois pour polir un bâton. On se sert du tranchant de la main, de haut en bas, vice-versa et vers les côtés.

Creuser avec le tranchant de la main dont les doigts restent joints.

then Ded - tib. then 'ded ཐེན་འདེད

Etirement des muscles en trois techniques :
- les paumes pressent et glissent dans des directions opposées
- les pouces pressent et glissent dans des directions opposées
- les avant-bras pressent et s'écartent.

Deg Nyé
Tapotement

Au moyen de la partie latérale des poings, tapoter doucement tout le dos, à partir du haut en descendant, ou avec le tranchant de la main, ou la main en ventouse ou avec un poing qui tape sur le dos de l'autre main, qui glisse de haut en bas.

Pag Nyé - tib. pags mnye, པགས་མཉེ

Décollement

Cette technique ne concerne pas seulement les muscles mais aussi et surtout la peau. On l'utilise en particulier pour retirer l'excès d'air (rlung) de l'épiderme. On soulève un morceau de peau et on le prend entre le pouce et l'index des deux mains, en remontant le long du dos de bas en haut ou en direction latérale depuis la colonne vers l'extérieur.

Sor Nyé - tib. sor mnye སོར་མཉེ

Technique de fermeture des cinq doigts.
Elle comporte trois parties :
- appuyer le bout des doigts à différents points des muscles du dos et puis les remuer, en remuant bien les muscles.

- refermer les cinq doigts vers le centre, en pinçant légèrement la peau ;
- tapoter avec les dix doigts en même temps.

Shud Nyé - tib. bshud mnye བཤུད་མཉེ་
Pressions rapides avec les paumes sur la colonne et les paravertébraux, du haut vers le bas comme pour balayer.

Le massage des muscles des membres
Nyé pour les membres

Zin Nyé - tib. 'zin mnye འཛིན་མཉེ་ – Pétrissage
Saisir les muscles. Pétrissage à trois niveaux, superficiel, intermédiaire et profond.
Au niveau superficiel : on prend les muscles et on les soulève à pleines mains et avec les doigts bien écartés on masse les muscles comme si on jouait du piano. On recommence trois fois. Ce type de massage aide à rééquilibrer les énergies de la partie superficielle des muscles.
Au niveau intermédiaire : on soulève les muscles et on leur imprime un mouvement en vague. Prendre le muscle entre le pouce et les autres doigts en cherchant à aller en profondeur et le tirer un peu vers le haut (comme si on voulait le détacher de l'os), en lui imprimant un mouvement circulaire (comme une vague). Ce type de massage aide à rééquilibrer les énergies de la partie intermédiaire des muscles.
Au niveau profond : on pétrit les muscles avec pression comme pour travailler une pâte à pain.

Ded Nyé - glisser/frotter
- Effleurements par coups brefs, qui s'effectuent avec la paume au niveau superficiel.
- Au niveau intermédiaire avec les phalanges.
- Au niveau profond avec les pouces.

Then Nyé – Etirement
Allongements des muscles :
- avec les pouces qui appuient, tirent et glissent (effleurent) dans des directions opposées, au niveau superficiel.

- avec les mains jointes qui s'ouvrent, à un niveau intermédiaire.
- avec les avant-bras qui s'ouvrent, au niveau profond.

Non Nyé - Pressions
- Pressions sur tout le membre avec les paumes, en appuyant une main à une extrémité et l'autre à l'autre extrémité du membre, en se déplaçant après chaque pression vers le centre jusqu'à ce que les mains se rencontrent, puis éloigner à nouveau les mains en appuyant à chaque arrêt jusqu'à retrouver la position initiale.
- Trois techniques de pression digitale :
- avec un seul pouce,
- avec les deux pouces superposés,
- avec une paume sur le pouce.
- dernière technique: pression avec les coudes.

Chod Nyé
Deux techniques :
- Prendre le membre avec les deux mains, presser avec les pouces rapprochés et tirer vers l'extrémité du membre.
- Prendre le membre en bracelet avec les pouces qui pressent et élargissent les muscles transversalement et dans des directions opposées (mouvement de cisaille).

Nyé pour tendons et méridiens : Tsa Nyé - rtsa mnye རྩ་མཉེ་
Les tendons sont comme des tubes qui contiennent l'énergie protectrice bLa, quand on travaille les tendons, ça débloque ces tubes.
- mouvements alternés des pouces
- pouces qui tirent et allongent
- mouvements plus rapides et légers avec le tranchant de la main.

Ded Nyé- tapotements pour disperser l'énergie dans tout le membre

Trug Nyé- Secouer
A la fin, secouer des membres en les tenant par l'extrémité.
Secouer (faire vibrer) avec la paume de la main.

Sor Nyé
La technique des cinq doigts termine chaque séquence.
En présence de douleurs, le massage doit être léger.

Nyé des mains et des pieds
Nun - tib. bsnun, བསྣུན་ – Pressions digitales:
- Pressions digitales sur le centre de la paume de la main et de la plante du pied.
- Pressions digitales en spirale à partir du centre de la paume et de la plante du pied. La spirale s'élargit et puis se resserre jusqu'à se retrouver sur le point central. Ceci parce que les méridiens finissent en spirale sur le point central de la paume des mains et de la plante des pieds.
- Pressions digitales en suivant les lignes entre les os du dos de la main (et du pied) et celle des paumes (et plante du pied). Pressions à la base des doigts dans l'espace entre les doigts.
- Sur les pieds finir le traitement en tapotant avec les poings sur la plante des pieds.

Massage des tendons
Les tendons sont massés en exerçant une pression avec les pouces et en frottant avec le tranchant de la main perpendiculairement aux tendons traités. On traite les poignets, l'intérieur des coudes, l'arrière du genou (creux poplité) et les tendons d'Achille. On frotte rapidement pour les réchauffer, ensuite, avec les pouces, on parcourt la longueur des tendons, à petits coups, en pressant et en glissant. Puis on frictionne rapidement et doucement avec le tranchant de la main.

Massage de la tête
Nyé de la tête
En travaillant sur les muscles de la couronne on intervient aussi sur différents autres muscles du corps qui sont connectés au sommet du crâne à travers les canaux où circule l'énergie. En médecine traditionnelle tibétaine on estime que, quand le muscle de la couronne subit une lésion, tous les autres muscles du corps perdront force et énergie.

Non Kor , tib. gnon bskor, གནོན་བསྐོར་
- Effectuer sur la nuque, d'abord sur le muscle de la couronne, puis sur les muscles de la fontanelle antérieure et sur les temporaux et occipitaux, cinq pressions avec l'hypothénar suivies de rotations. En cas de douleur, effectuer quand même les pressions légères avec rotation du pouce.

Zub Nyé , tib. gtsub mnye གཏུབ་མཉེ
Frictionner et frotter le cuir chevelu avec l'hypothénar et puis avec les cinq doigts pour réchauffer.

Tsir Nyé, tib. btsir mnye བཙིར་མཉེ
Tapotement et décollement le long des deux tendons postérieurs du cou (les cordons)

Trug nye, tib. sprugs mnye སྤྲུགས་མཉེ
Vibrations

Sor Nyé, tib. sor mnye, སོར་མཉེ
Technique des cinq doigts.

Nyé du visage
Non Nyé, tib. gnon mnye གནོན་མཉེ
Pressions le long des bords des os orbitaux, des zygomatiques, maxillaires et mandibulaires.

Ded , tib. 'ded, འདེད
Glisser avec les pouces sur les muscles du visage et le long des bords des os.

Le massage des méridiens ou canaux énergétiques
Tsa Nyé , tib. rtsa mnye , རྩ་མཉེ
La médecine tibétaine considère qu'il existe une série de canaux secrets - tib. gsang rtsa, གསང་རྩ, qui seront traités au niveau 2 de la formation, une série de canaux internes - tib. nang rtsa, ནང་རྩ, connectés aux organes in-

ternes, et une série de canaux externes - tib. phyi rtsa, ཕྱི་རྩ་ qui circulent dans les membres. Les canaux internes sont au nombre de treize. Depuis la zone du cervelet, ils descendent dans le cou et se relient aux organes vitaux et aux organes creux. Ils présentent les caractéristiques de l'humeur à laquelle ils sont reliés et dont ils régissent la fonction.

Quatre d'entre eux, appelés canaux de l'air (ou du rlung («loung»/vent)- rlung rtsa) sont reliés au cœur et à l'intestin grêle, et régissent la fonction de l'humeur vent dans ces organes.

Quatre autres, appelés canaux de mKhrispa («tripa»/feu) - tib. mkhris rtsa མཁྲིས་རྩ་ , se rattachent aux poumons, au gros intestin, au foie et à la vésicule biliaire, et régissent la fonction de l'humeur mKrispa (ou chaleur métabolique) dans ces organes.

Quatre, appelés canaux de Bad Kan («békan»/eau et terre) - tib. bad rtsa, བད་རྩ་ , sont reliés à l'estomac, à la rate, aux reins et à la vessie et régissent la fonction de l'humeur phlegme dans ces organes.

Un canal (du rtsa), qui chez les femmes est connecté aux ovaires et chez les hommes à la vésicule séminale, régit la fonction de toutes les humeurs de ces organes.

Parce que ces canaux circulent à l'intérieur du corps, on les traite en exerçant des pressions alternées seulement sur leur point de départ, dans la fosse occipitale, et sur leur point terminal, qui est le point de l'épine dorsale correspondant à l'organe qui leur est relié.

Les canaux extérieurs sont au nombre de six : les deux canaux dits «tubulaires» , les deux appelés «de la paralysie» et les deux appelés «précieux» . Le massage de ces canaux est particulièrement utile et indiqué, il est donc très important de connaître leur parcours.

Les canaux «tubulaires» BUGUCHEN

Deux branches de canaux «tubulaires» sortent du cerveau à travers la fosse occipitale et descendent jusqu'à la septième cervicale, à deux doigts de distance à droite et à gauche, pour se réunir dans la moelle épinière, à l'intérieur, au niveau de la quatrième vertèbre thoracique. Puis, chacune de ces deux branches se divise à son tour. Une branche ressort au niveau de la onzième vertèbre thoracique (à droite et à gauche de la vertèbre, à une distance de deux doigts), descend jusqu'à la région sacrée et se dirige vers la face postérieure de l'articulation fémur/bassin (milieu de la

fesse), descend encore le long de la partie externe de la cuisse et du mollet jusqu'à l'extérieur de la cheville, où elle se divise encore une fois : une branche passe à travers le second orteil et l'autre à travers les premier et second orteils, puis les deux convergent au centre de la plante du pied.
L'autre division du canal «tubulaire» émerge de la moelle épinière à la hauteur de la première vertèbre lombaire, à droite et à gauche, longe le bord supérieur du bassin, descend le long de la cuisse et du genou, longe le bord interne de la rotule et l'avant du tibia, passe par le gros orteil et se réunit avec les deux autres branches au centre de la plante du pied.

Les canaux «de la paralysie» JA CHE

Les deux canaux «de la paralysie» émergent du cerveau à droite et à gauche de la nuque, au point où sont attachés les cheveux d'habitude. A hauteur de la septième cervicale chacun des deux canaux se dirige vers l'épaule et le bras, passe à travers les deltoïdes et les biceps, un peu au-dessus du coude, ils se divisent en deux branches qui se réunissent un peu en dessous du coude, puis traversent l'avant-bras et le pouce pour finir au centre de la paume de la main.

Deux autres canaux «de la paralysie» sortent de la moelle épinière à hauteur de la première lombaire, à droite et à gauche, puis chacun d'eux suit le contour de la hanche, traverse l'intérieur de la cuisse, le creux poplité, suit la courbe du mollet, arrive au talon et se réunit aux extrémités avec les canaux «tubulaires» au centre de la plante du pied.

Les canaux «précieux» RATNA

Les canaux «précieux», depuis le dessous de l'oreille parcourent les joues à droite et à gauche, où ils se divisent : une branche va dans la région mandibulaire où elle dirige la mastication, l'autre passe derrière les clavicules, continue dans les aisselles et descend le long de la zone médiane du bras, suit le contour du coude, continue le long du dos de l'avant-bras. A hauteur de l'articulation du poignet, ils se divisent : une branche traverse le pouce, l'autre traverse l'annulaire et les deux se réunissent au centre de la paume de la main.

Ces canaux superficiels sont connectés au système musculaire, aux tendons, aux ligaments etc., c'est pourquoi certaines conditions comme des mouvements physiques violents, des blessures causées par des armes, des contusions consécutives à des coups ou à des chocs violents, des infections et intoxications peuvent déranger les énergies qui y circulent et provoquer des troubles ou en dérégler le fonctionnement, causant des problèmes tels que paralysies, vertiges, pertes de mémoire, sciatique, rigidité des membres, maigreur excessive.

Le massage de ces canaux peut être très efficace pour rétablir leurs fonctions en rééquilibrant les énergies qui y circulent, même et surtout en cas de problème . Du fait que ces canaux sont liés aux organes internes et aux diverses fonctions de l'organisme, leur massage est bénéfique même quand il n'y a pas de problèmes spécifiques, pour rééquilibrer l'énergie physique et entretenir la santé.

Pour les masser, il convient d'abord d'appliquer l'huile depuis leur point d'origine à leur extrémité, en particulier sur les points qui affleurent à la surface du corps.

Tsa non - tib. rTsa gnon རྩ་གནོན་
Pression digitale avec les pouces: exercer des petites pressions contiguës tout le long du parcours du méridien, de haut en bas.

Tsa ded - tib. rTsa 'Ded རྩ་འདེད་
Glisser le long du méridien avec le pouce, la paume et pour finir, avec l'avant-bras.

Tsa phur - rTsa 'Phur རྩ་འཕུར་
Frotter et frictionner avec le tranchant de la main.

Tsa Deg/Dung - rTsa brdeg, brdung རྩ་བརྡེག་
Tapotements exécutés avec :
- le bout du majeur
- le tranchant de la main
- les poings.
Sur les points des méridiens qui correspondent aux points critiques du

Ku nye, le massage durera plus longtemps, avec la technique de rotation et pression qui sera expliquée dans le passage réservé aux points critiques de la tête, ou en effectuant une pression plus importante. Les méridiens peuvent être massés sur toute leur longueur ou seulement sur le point douloureux ou affecté par un problème particulier.

Le massage des points critiques
Les points de massage sont de deux types : ceux qui sont affectés par un trouble (dont la localisation n'a pas été préétablie) ou ceux qui ont été établi par la connaissance médicale (points fixes).
Les premiers sont tous les points du corps qui sont douloureux ou qui présentent un problème qui peut être soulagé par la pression ou le tapotement. Les points critiques, au contraire, sont ceux qui, même s'ils ne sont pas douloureux, ont une position ou une fonction précise et sont reliés aux trois humeurs et aux différents organes. En traitant ces points, il est possible de guérir un très grand nombre de troubles.
Quelque soit le type de points, le massage s'effectue de la manière suivante :
- avec le pouce on appuie sur le point en effectuant simultanément une rotation dans le sens des aiguilles d'une montre, par dix fois, d'abord en augmentant la pression puis en la diminuant progressivement
- ensuite on exerce uniquement une pression, toujours avec le pouce, progressivement de plus en plus profondément puis diminuant la pression aussi progressivement, en dix
- on effectue ensuite une autre pression avec rotation comme précédemment, mais dans le sens inverse de celui des aiguilles d'une montre
- enfin, on tapote sur le point par dix fois, avec le bout du médius sur lequel s'appuie le bout de l'index.

Dernière phase : Enlever l'huile - TCHI - tib. phyis ཕྱིས་

Le nom médical pour Tchi est Dril Phyis དྲིལ་ཕྱིས་. Le nom commun utilisé par les nomades est Bye 'phur (poudre, farine/tirer).
Après le massage, il est important d'enlever l'huile appliquée pendant la phase initiale. Pour ce faire, on frictionne le corps du patient avec des farines auxquelles on ajoutera les ingrédients médicinaux indiqués pour les divers problèmes. On répand de la farine sur le corps, on frictionne et on

ILLUSTRATIONS

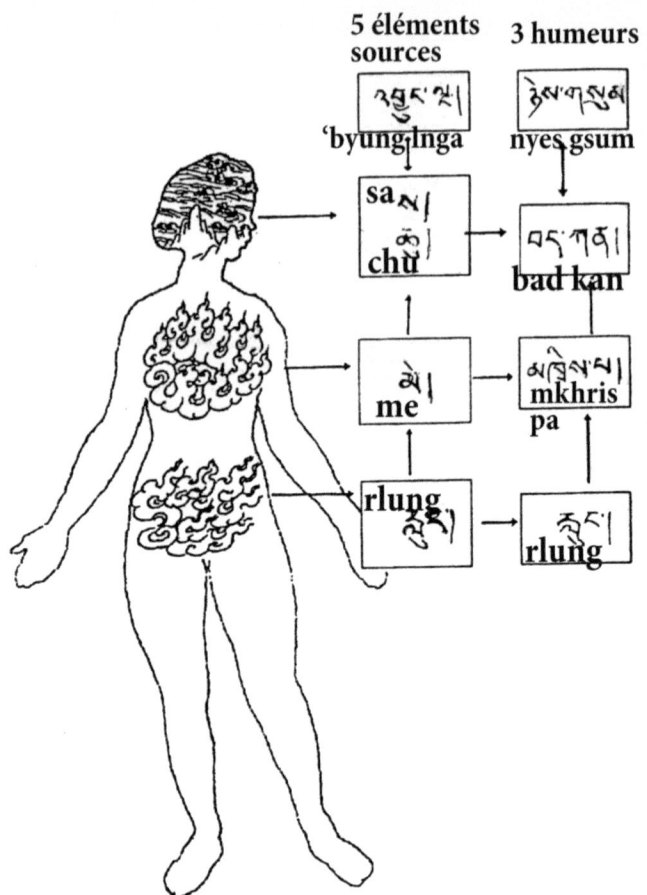

Sièges principaux des humeurs

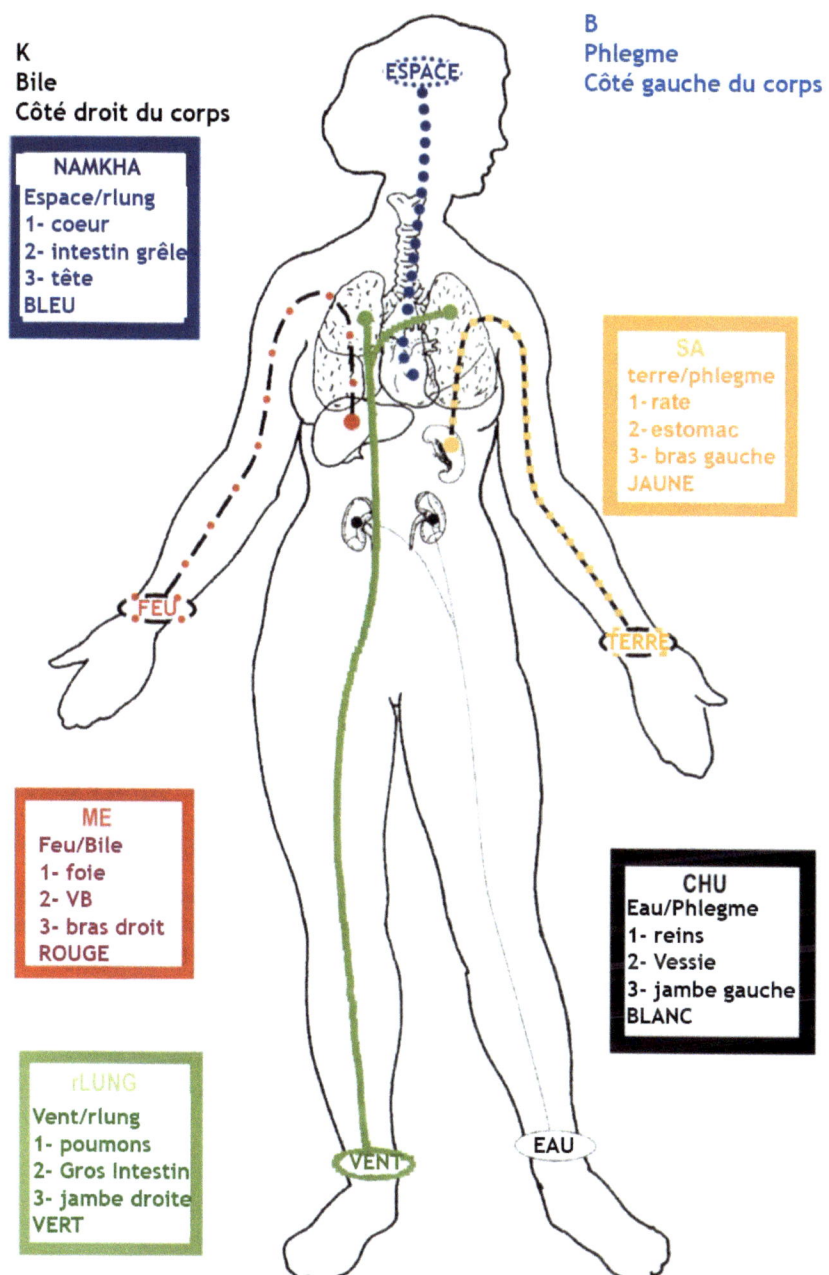

Relations entre les 5 membres, les 5 éléments
les 5 organes pleins et 5 organes creux

Schémas des humeurs/nyes pa

Endroits où le vent/rlung est présent

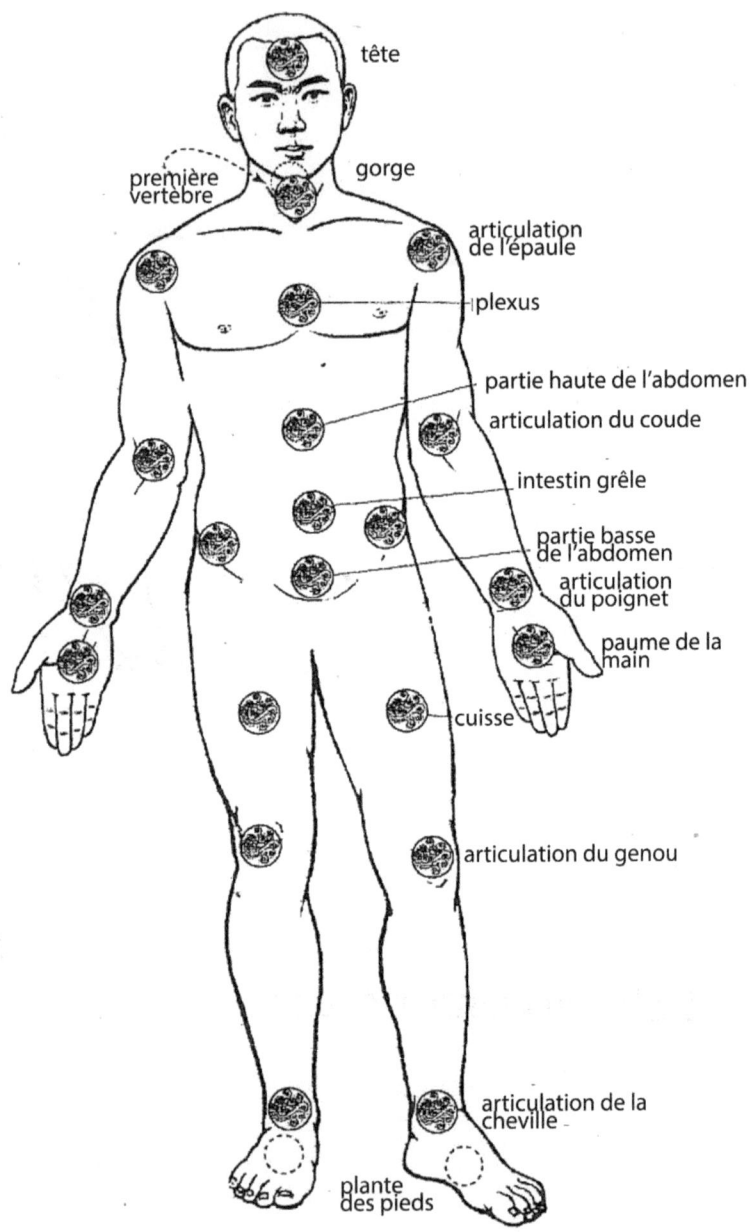

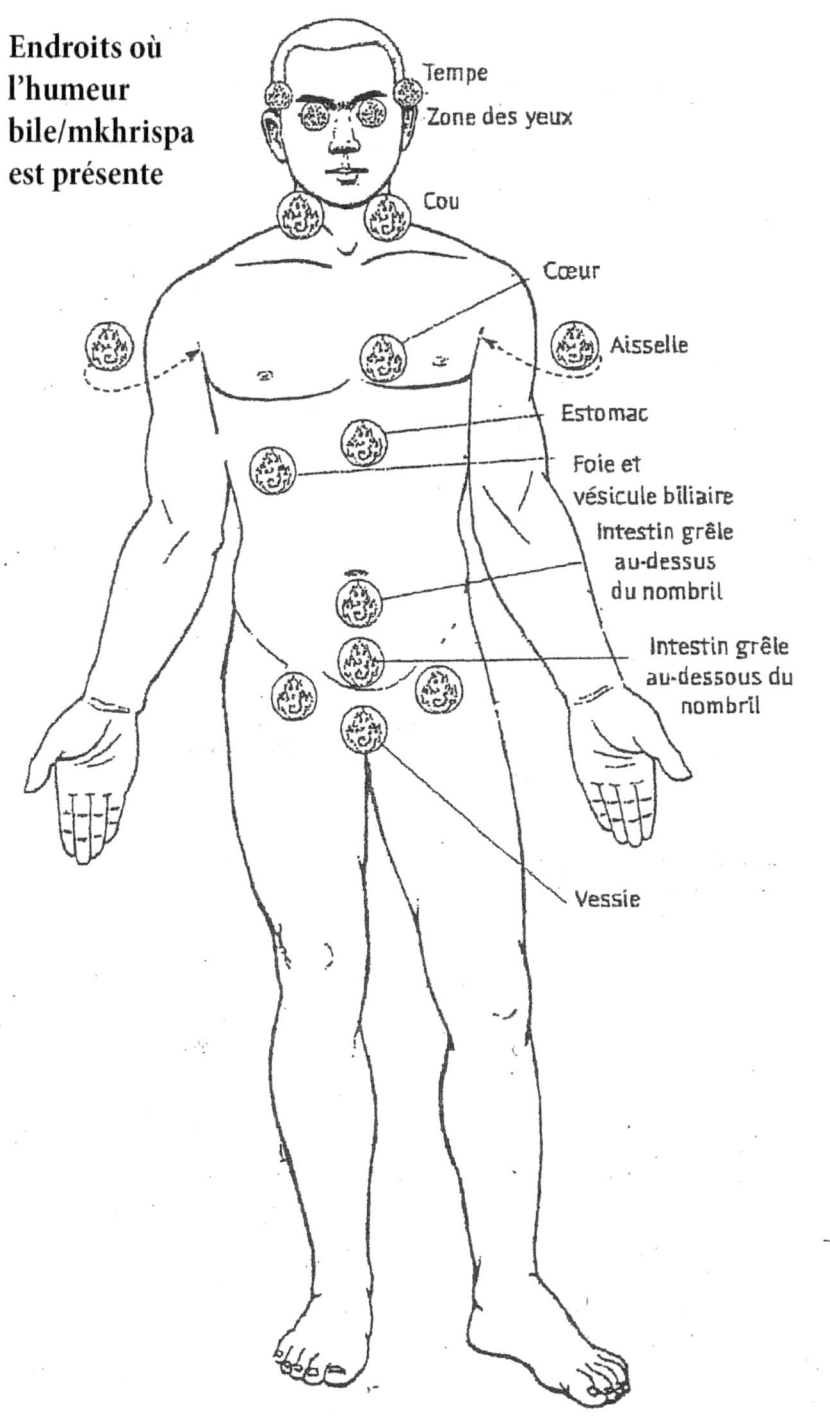

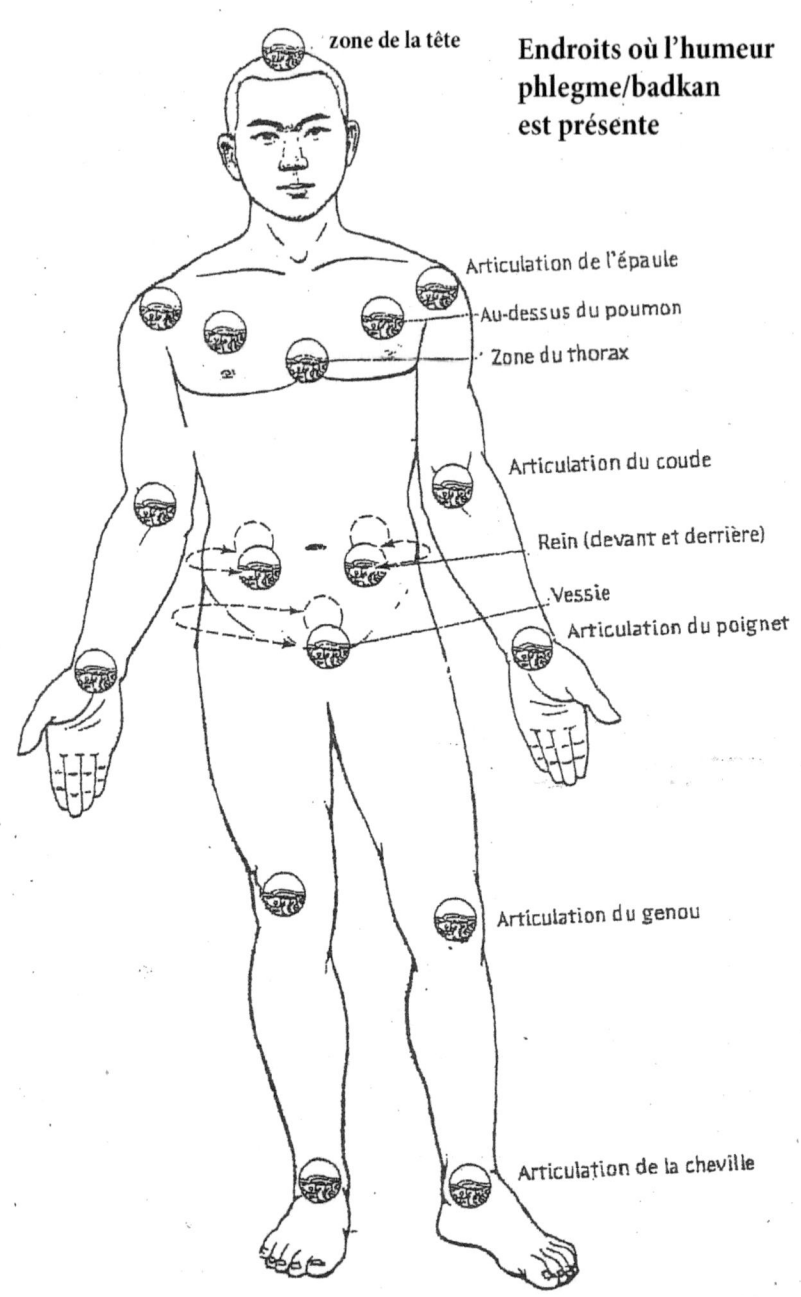

si on place de la chaleur, on ne le fait pas à l'intérieur des articulations, mais à l'extérieur.

Cartes des canaux et points

Méridien Bukuchen

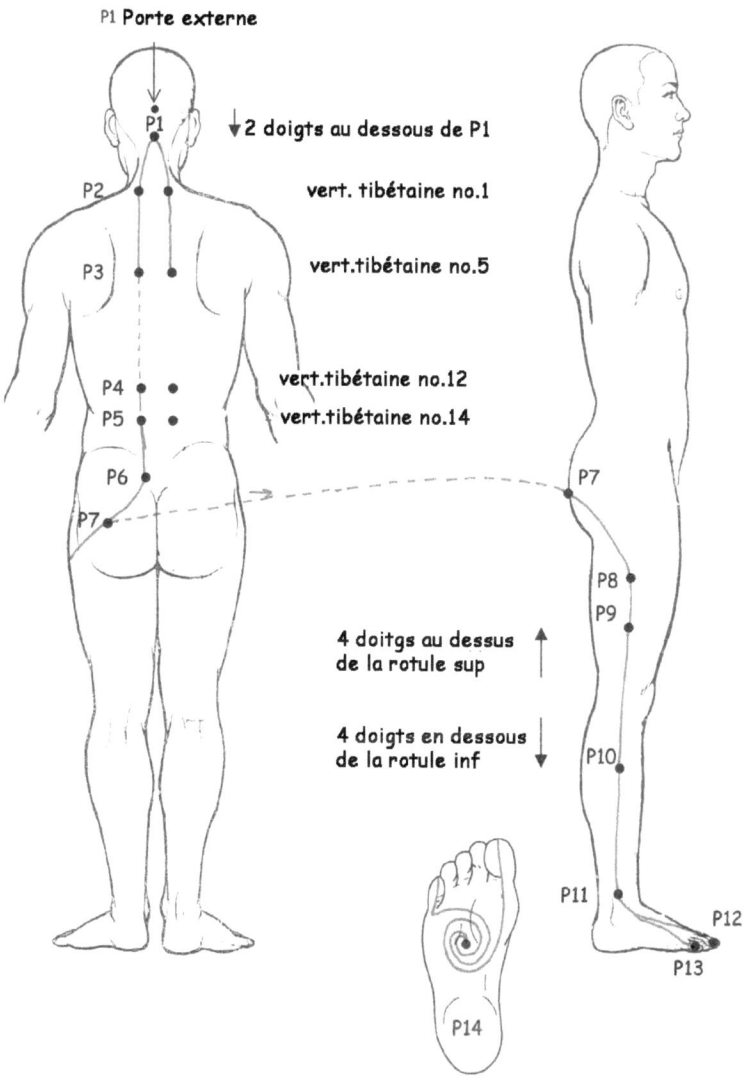

Méridien Jache

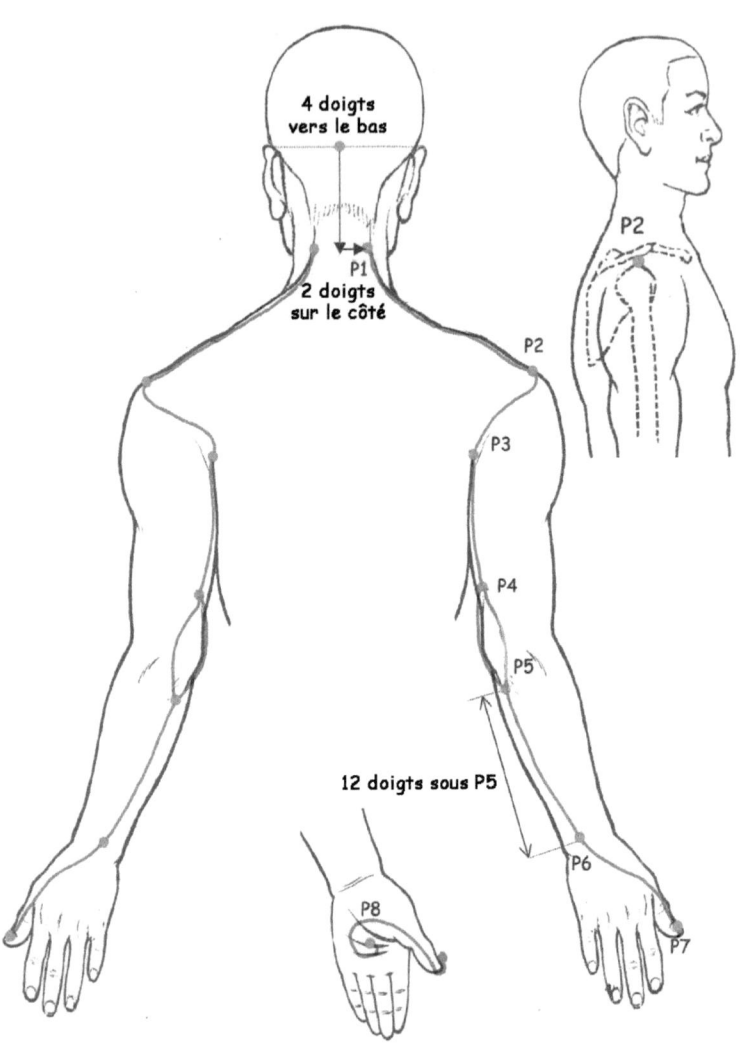

Méridien Ratna

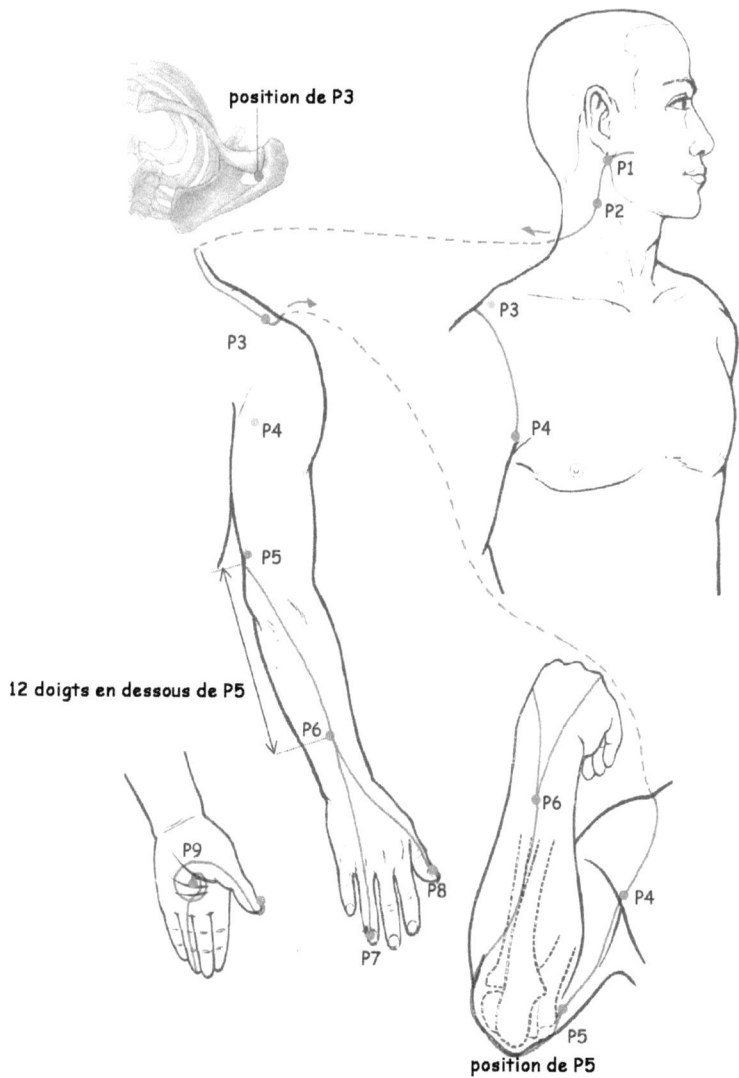

Points de la tête: porte interne et P6/P7

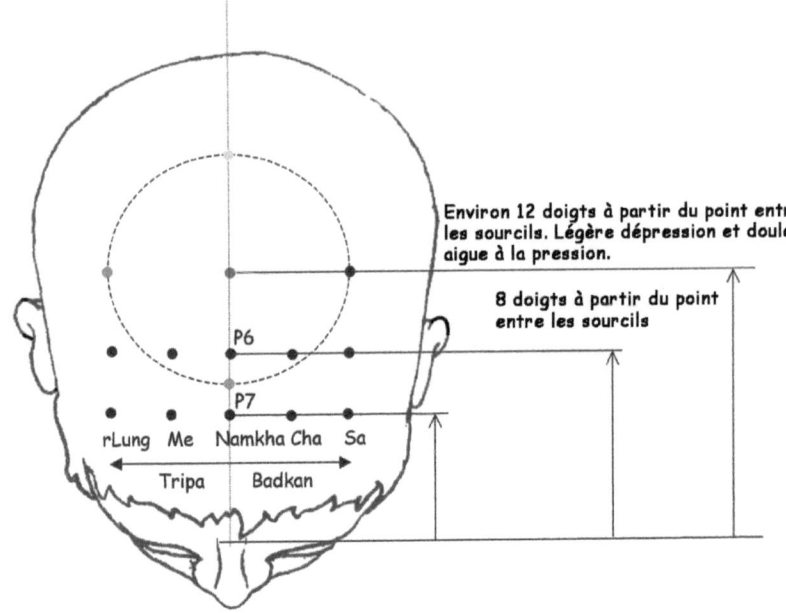

N.B: les positions de P6, P7 et du point du vent (en vert) peuvent varier selon la forme du crâne.

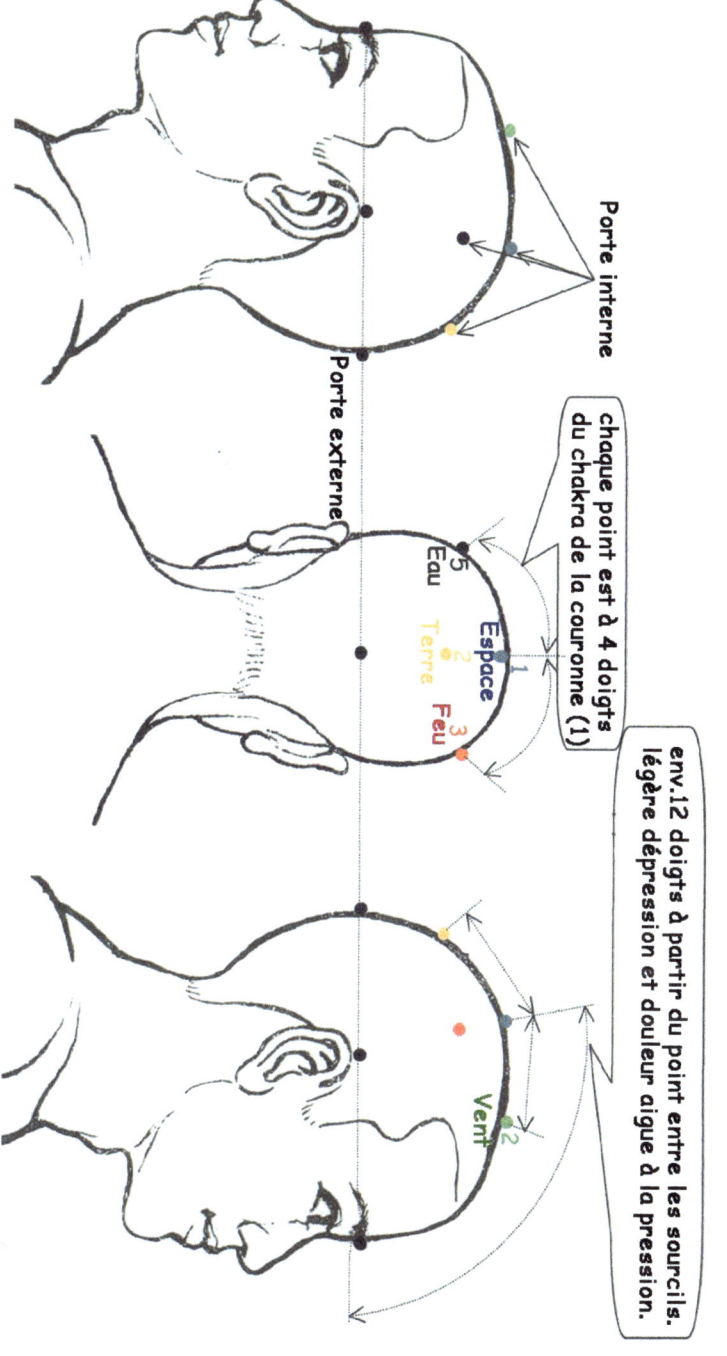

Points de la tête: les oreilles

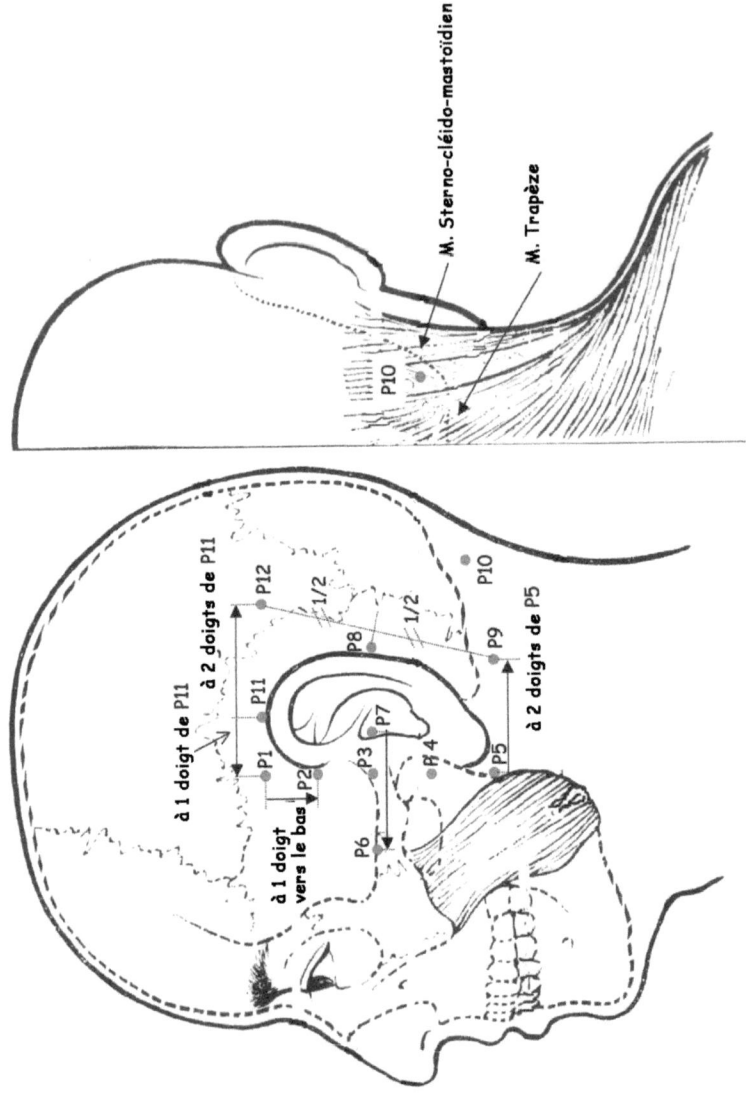

Points postérieurs de la tête

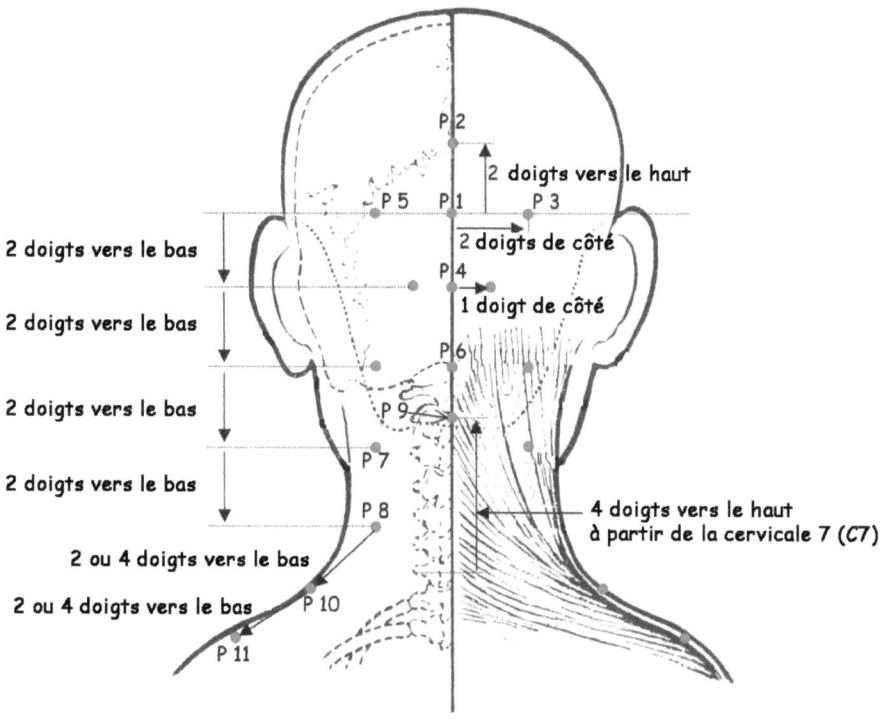

Points de la tête: visage

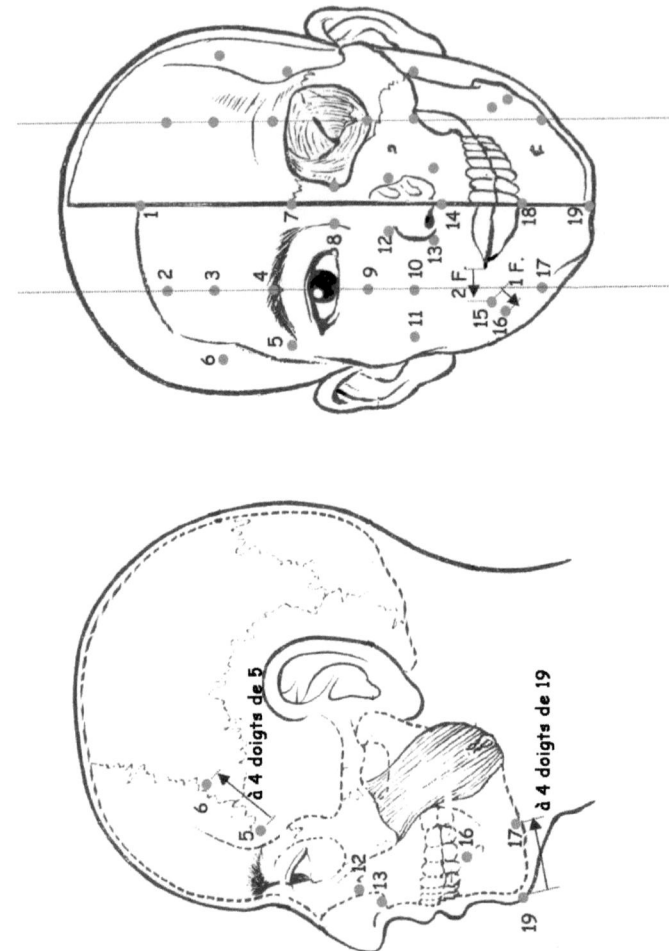

Ku Nye: points du dos

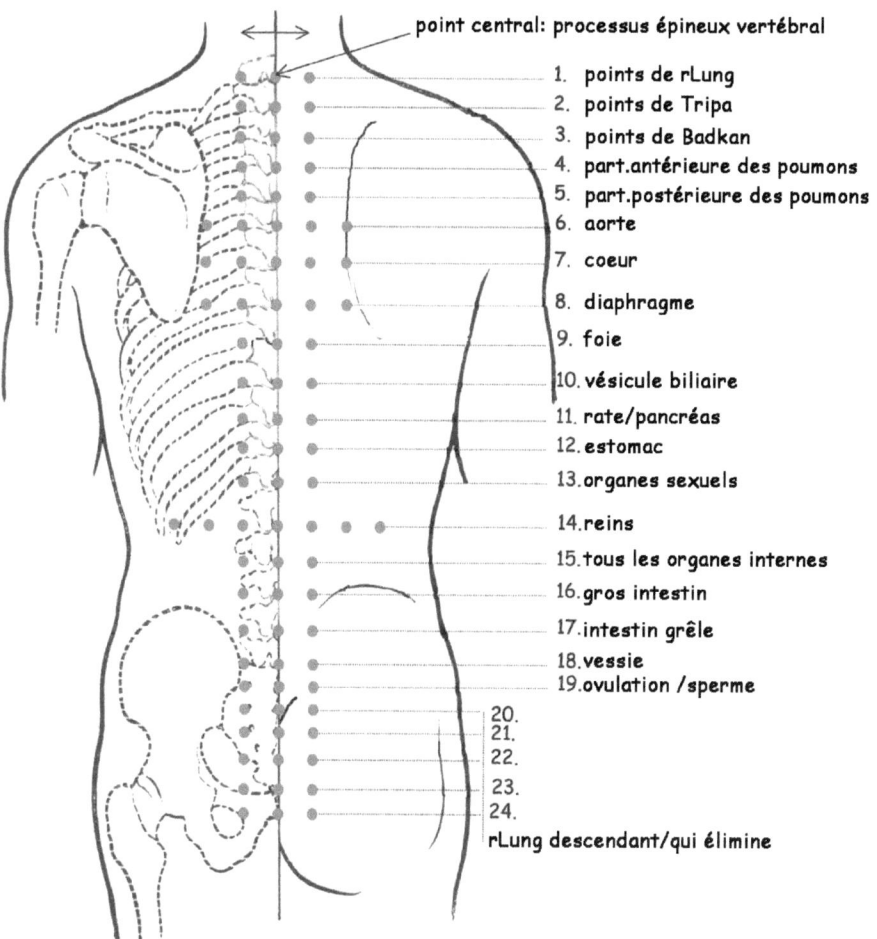

à 2 doigts de chaque côté du pt.central

point central: processus épineux vertébral

1. points de rLung
2. points de Tripa
3. points de Badkan
4. part.antérieure des poumons
5. part.postérieure des poumons
6. aorte
7. coeur
8. diaphragme
9. foie
10. vésicule biliaire
11. rate/pancréas
12. estomac
13. organes sexuels
14. reins
15. tous les organes internes
16. gros intestin
17. intestin grêle
18. vessie
19. ovulation /sperme
20.
21.
22.
23.
24.
rLung descendant/qui élimine

Ku Nye: les points du dos

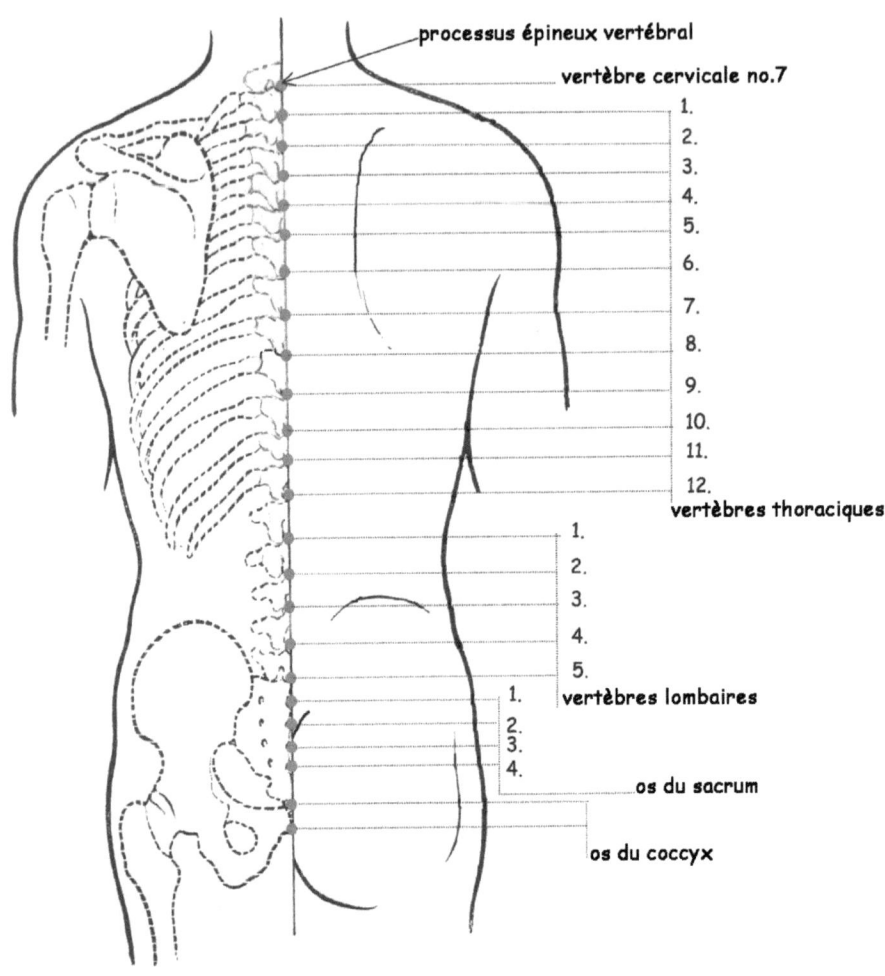

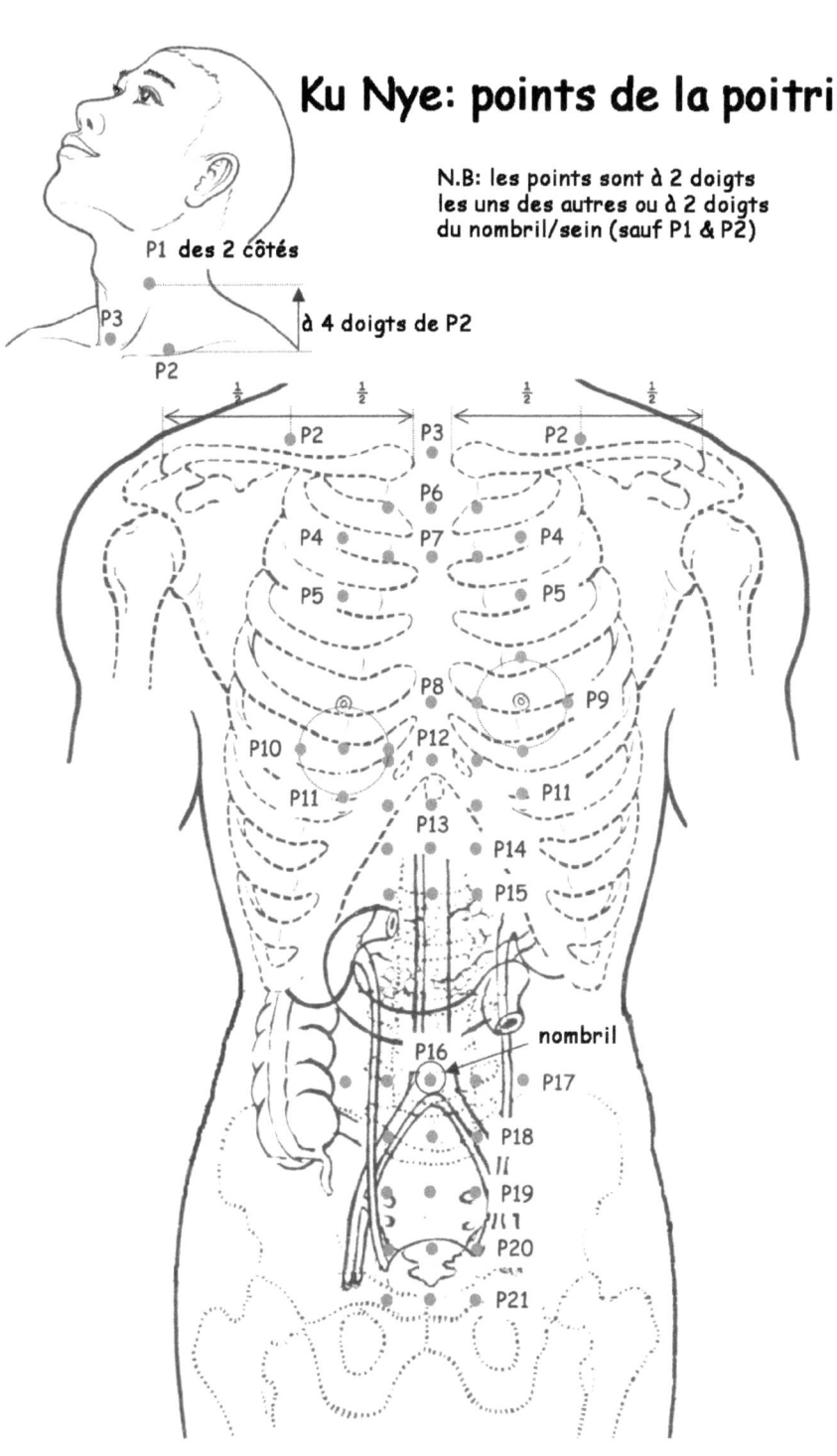

Points antérieurs des bras

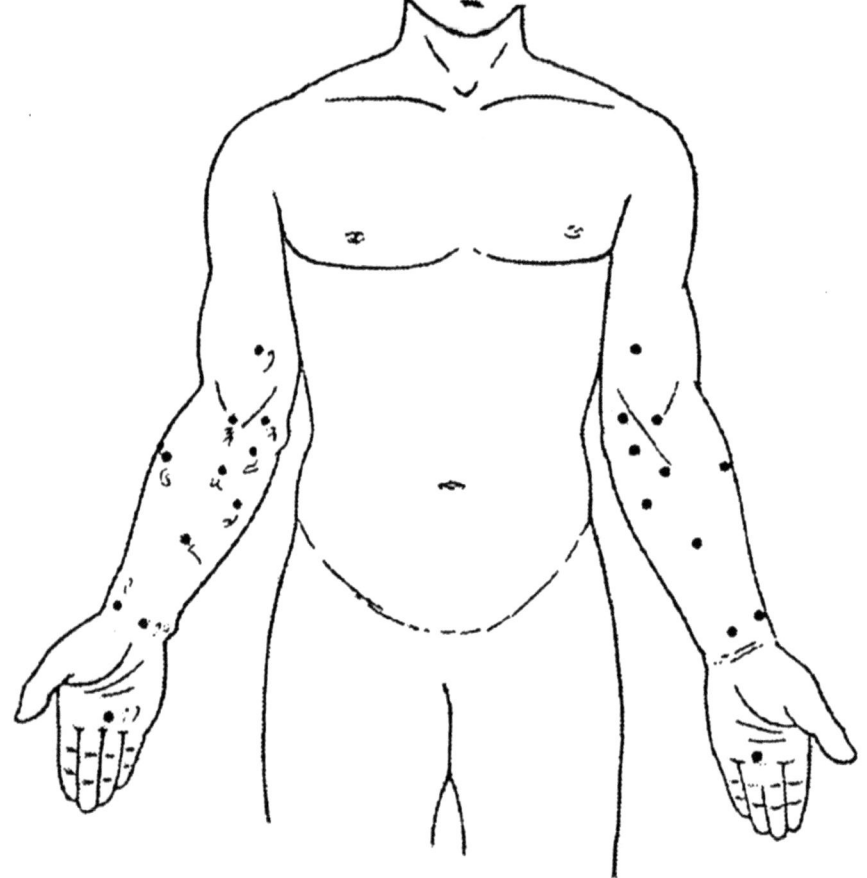

Points postérieurs des bras

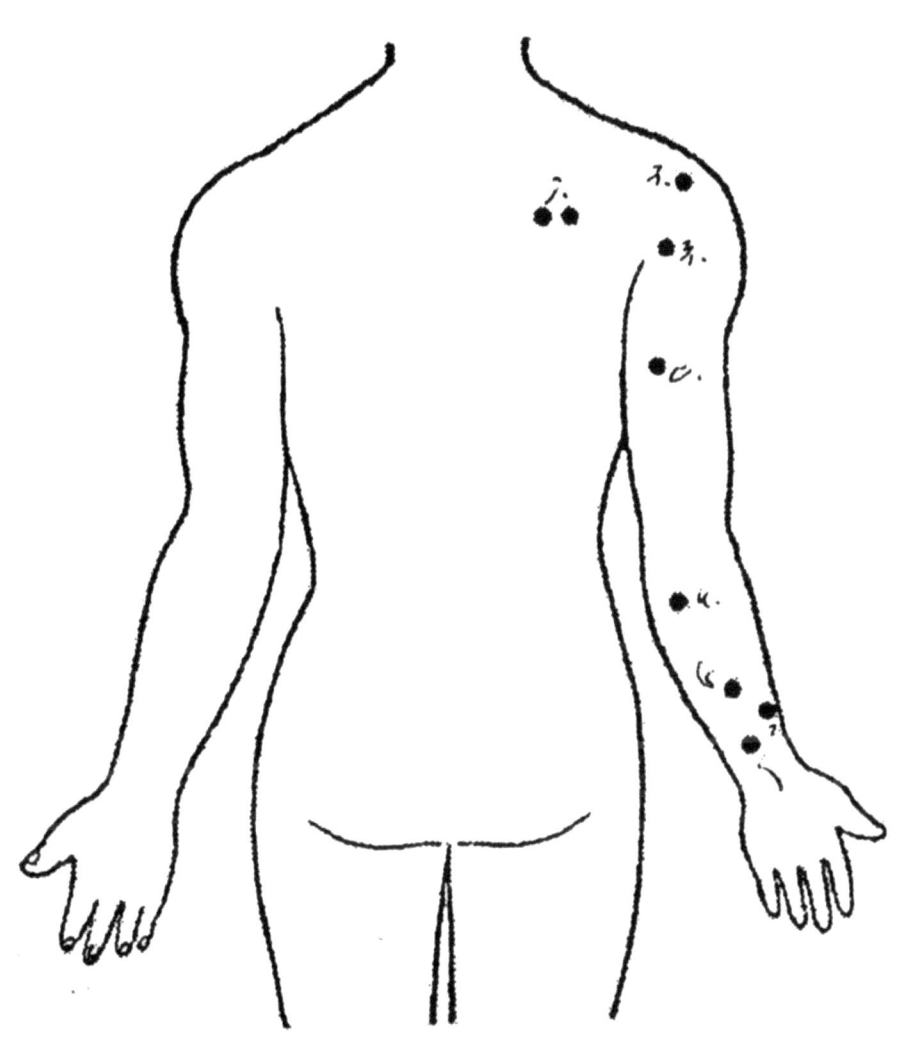

Points antérieurs des jambes

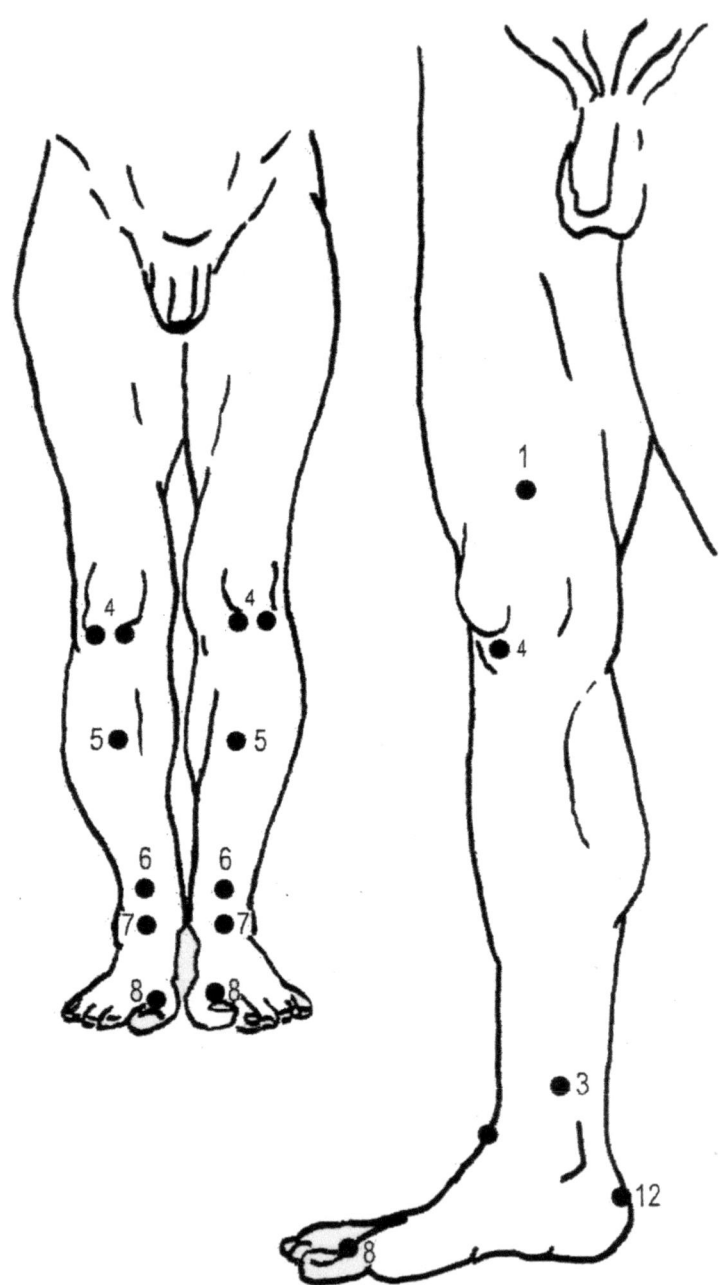

Points postérieurs des jambes

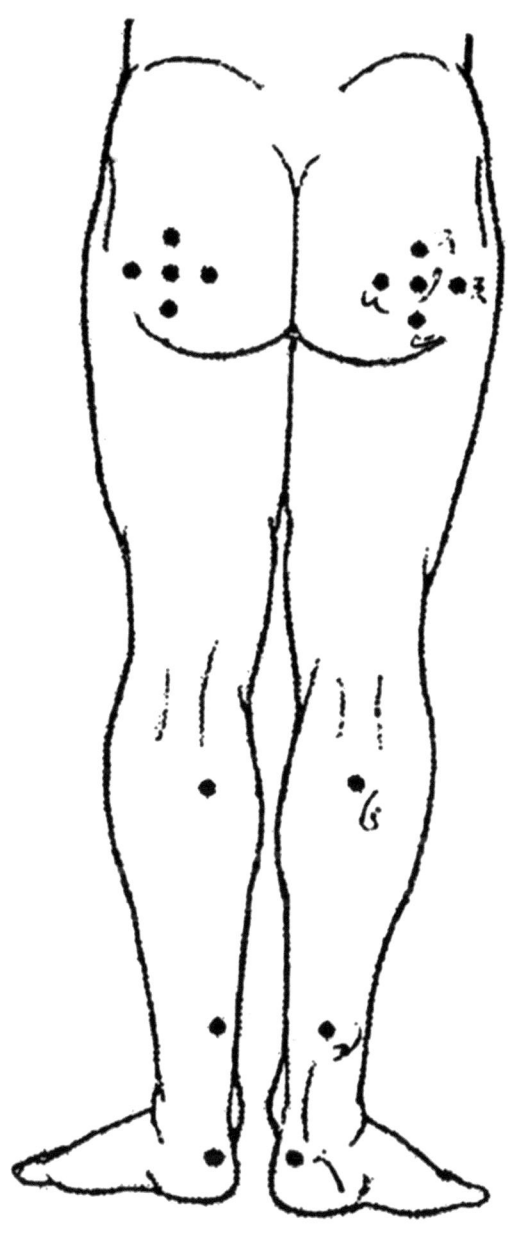

l'enlève avec la main couverte d'un tissu en coton ou avec une éponge, en exerçant des pressions le long du corps dans le sens vertical puis horizontal. On répète l'opération trois fois. Le patient, une fois nettoyé de l'huile, devrait se reposer, allongé et couvert afin de garder la chaleur.

Tchi pour le rlung:
En présence de rlung on utilise la farine de pois chiches plus de la farine d'orge.
Pour le rlung on ne force pas quand on frictionne avec la serviette, l'action de nettoyage devra être délicate et douce.

Tchi nomade pour le rlung:
On peut aussi appliquer le tchi seul, sans Ku nye.
On fait griller des grains d'orge (excellents pour le rLung) ou de froment avec un peu de sable. Après avoir tamisé et éliminé le sable, on moud l'orge, mais pas trop fin. On ajoute un filet d'huile à la farine, on pétrit ; quand la pâte prend forme, elle est prête. A utiliser tiède.
Excellent en cas de tension des épaules et pour les problèmes de peau. Cette méthode est très courante au Tibet, surtout chez les nomades, pour détendre et endormir.

Tchi pour mkhrispa (bile):
En présence de mKrispa, on utilisera de la farine de pois chiches plus de la poudre de santal ou de calendula sèche.

Tchi pour badkan (phlegme):
Tchi de base avec de la farine de pois chiches ou de pois cassés. Excellent après la balnéothérapie tibétaine (tib. sLum), la thérapie sudatoire, le bain turc ou le sauna.
Le Tchi avec la farine de caroube est excellent pour éliminer les graisses et par conséquent l'excès de poids, appliqué après la thérapie sudatoire, le sauna et l'application d'huile.
Pour Bad Kan («békan»/eau et terre), on utilise la force quand on frictionne avec la serviette.
Des farines différentes sont indiquées pour des problèmes différents :
- la farine d'orge est indiquée pour les personnes maigres.

- la poudre de bois de santal mélangée à la farine de pois cassés pour les personnes qui souffrent d'hypertension ou d'autres problèmes du sang,
- la farine de pois chiches est indiquée pour les personnes grasses.

Se baigner après le massage

Il n'existe pas de raison thérapeutique de se baigner après un massage, toutefois si le patient le désire, un bain peut être bénéfique. En fait, dans la médecine tibétaine, les bains sont recommandés parce qu'ils ôtent la sueur et les mauvaises odeurs, qu'ils nettoient et ouvre les pores de la peau, diminuent la soif, soulagent la fièvre, augmentent la virilité, donnent la force physique, la longévité et un teint lumineux.

Les différentes parties du corps sont lavées avec de l'eau à des températures diverses :
- la tête et les cheveux sont lavés à l'eau tiède ou froide, parce que l'eau chaude peut rendre les cheveux secs et diminuer la vue,
- Les pieds, au contraire, sont lavés à l'eau très chaude, parce que la chaleur stimule la circulation sanguine et aide à garder claire les perceptions des sens.

Chapitre V
Le massage des points critiques

Points = Sang Mig (tib. gSang dMigs) གསང་དམིགས་

En médecine traditionnelle tibétaine, il existe deux types de points spécifiques pour les thérapies externes :
1- des points fixes, qui ont été définis par les médecins (Man Pai Tsal Vai Sang) et qui se répartissent en points Me, Tar, Yuk, Thur
2- des points douloureux qui sont, au contraire, ceux provoqués par la maladie (Nad Kyi Tan pai Sang) sur lesquels s'appliquent toutes les techniques.

Parmi les points fixes, on distingue:
1-   Me Sang   (tib. Me gSang) མེ་གསང་ Points pour la moxibustion (similaires aux points traités avec la baguette de massage Yuk Chö)
2-   Tar Sang   (tib. gTar gSang) གཏར་གསང་   Points de saignée
3-   ˙Yuk Sang(tib. dByug gSang) དབྱུག་གསང་   Points traités avec la baguette ou bâton
4-   Thur Sang (Thur gSang) ཐུར་གསང་   Points d'acupuncture

1-Me Sang – Points de moxibustion
La moxibustion réchauffe le vent et le sang, stimule et dissout les stagnations de sang et de vent. La chaleur dissout et accélère (active).

2-Tar Sang – Points de saignée
La saignée fait sortir le sang impur et les énergies négatives après les avoir concentrés en un point. Elle enlève de la chaleur au sang.

3-Yuk Sang – Points pour la baguette
La baguette qui tapote les points stimule par vibration. Ce procédé est plus rapide et plus puissant que la moxibustion. Il faut que la baguette soit bien flexible. Son élasticité est très importante pour débloquer les canaux.

On ne doit pas l'utiliser en cas de cancer.

4-Thur Sang – Points d'acupuncture
L'acupuncture concentre et fait sortir la chaleur et les énergies négatives. On peut transmettre au point de la chaleur en plaçant un morceau de moxa sur l'aiguille ou on peut transmettre du froid en utilisant des aiguilles glacées. L'acupuncture est bonne pour tous.

Lorsqu'on parle de points critiques du massage (énumérés plus loin) il s'agit de ceux qui sont indiqués pour la moxibustion et appliquer l'huile ou la chaleur sur ces points et les tapoter peut être très bénéfique.

Voici un extrait d'un manuel de massage avec la baguette (Yuk Cho), écrit par Dimar Tenzin Phuntshsog, un célèbre médecin tibétain, intitulé «Instructions claires sur le massage avec la baguette» ou «Le météore qui pulvérise toutes les maladies» :
«La septième vertèbre cervicale est le point critique de l'humeur vent. Pour ranimer une personne évanouie, pour dissiper la confusion mentale, pour calmer les tremblements, pour humidifier la bouche, la langue, les lèvres sèches, pour soulager les problèmes respiratoires, pour stimuler l'appétit, pour soulager les douleurs musculaires des épaules, l'enrouement, la difficulté à lever les bras, pour donner de la force au corps, pour en soulager la lourdeur, pour calmer la toux, les vertiges et les vomissements, il faut lui appliquer de l'huile ou de la chaleur et la tapoter.»

Donc, l'utilisation des points de moxibustion dans le massage est une tradition de la médecine tibétaine et non pas une invention moderne.
L'efficacité du traitement des points dépend du stade de la maladie : s'il s'agit encore du stade initial, le traitement sera plus efficace.
Tous les points sont reliés aux canaux dans lesquels circule l'énergie ; par l'intermédiaire des points, on communique avec les organes internes. Egalement en relation avec les points, on trouve les humeurs qui circulent dans les canaux, chacune selon son parcours. En traitant les points nous pouvons intervenir non seulement sur les problèmes physiques mais aussi sur les aspects plus subtils relatifs au niveau énergétique.
Quand on fait un massage pour prévenir les maladies ou pour relaxer,

la connaissance de ces points n'est pas indispensable et ils ne seront pas massés selon une méthode particulière. A l'inverse, quand on effectue un massage dans un but thérapeutique, il est nécessaire de connaître leur emplacement et leur fonction.

Points de la tête
Les points de la tête sont de quatre types : points de la couronne, de la face, latéraux et postérieurs de la tête.

1- **Point de la couronne: (tsang bug ; chi tsug sang)**
Le sommet de la tête ou «porte céleste»

Localisation : pour trouver le point de la couronne, on fait passer un fil depuis la pointe du nez au centre de la nuque du patient, et un autre du sommet d'une oreille à celui de l'autre oreille. Le point où ces deux fils se croiseront sur la tête indique en général l'emplacement de ce point critique. Cependant, comme ce point peut parfois être légèrement déplacé par rapport au point de croisement des deux fils, pour déterminer avec certitude la localisation, il est nécessaire de tâter la zone environnante en exerçant une pression avec le pouce: à l'endroit du point, il y a une fossette (un petit trou) et lorsqu'on appuie, la douleur est comparable à une piqûre d'aiguille.

Indications : la «porte céleste» est le point de rencontre des divers canaux qui correspondent aux organes internes, c'est pourquoi la pression exercée dessus a pour effet de rééquilibrer l'énergie de tous les organes. Ceci est particulièrement utile en cas de :
- vertiges, évanouissements dus à un déséquilibre de l'humeur vent,
- schizophrénie et démence causées par des troubles du « vent qui soutient la vie «,
- confusion mentale,
- problèmes mentaux, etc.
- redressement d'une déviation de la colonne vertébrale causée par un excès d'humeur vent.

2- **Les quatre portes internes:**
Localisation : ces quatre points sont situés à une distance de quatre tra-

vers de doigts de la «porte céleste», dans les directions des quatre points cardinaux.

Indications : insomnie, fatigue due au surmenage et maux de tête.
Le premier point, la «porte céleste» correspond au sommet du canal central : on considère que c'est le point à partir duquel s'échappe la conscience (vie) au moment de la mort. Ce premier point est comme le tronc d'un arbre, les quatre portes internes, situées dans les quatre directions, sont les branches principales. Il existe aussi des points intermédiaires qui sont comme des branches secondaires et des rameaux. L'ensemble représente la forme d'un mandala . Chaque point correspond à l'une des trois humeurs, par conséquent, chaque point correspond, dans un niveau plus subtil, à un élément :
- au premier point correspond l'espace,
- à celui qui est situé à droite (du patient), le feu,
- à celui qui est à l'arrière, la terre,
- à celui de gauche, l'eau,
- à celui de devant, le vent.
Les points intermédiaires correspondent au mélange des deux éléments entre lesquels ils sont situés (par exemple, le point intermédiaire entre feu et terre correspond au mélange de ces deux éléments). Quand on travaille sur le premier point on travaille directement sur le canal central et sur les autres canaux de façon indirecte.

Méthodes de traitement de ces points:
- On commence par traiter le point central (s'il est très douloureux, cela indique un excès de l'humeur vent, et il convient alors d'appliquer d'abord un peu d'huile).
- On traite les quatre portes internes une à une, en commençant par celle de droite, puis celle de derrière, puis celle de gauche et puis celle de devant.
- En glissant avec le pouce ou en exerçant beaucoup de petites pressions contiguës on relie le point central au second, puis on relie le second point au troisième et ainsi de suite, deux ou trois fois pour connecter les énergies des éléments.
- Encore par glissements ou petites pressions, en partant cette fois

du centre et en déplaçant les pouces dans des directions opposées, on rayonne d'abord vers les oreilles, puis vers le front et la nuque, puis dans les directions intermédiaires, pour transmettre les énergies de l'espace présentes dans le point central aux autres points et par conséquent aux autres éléments.
- Glissement ou pressions, toujours avec la même intensité, de l'extérieur vers le centre. De cette manière, tous les éléments seront réabsorbés dans l'élément espace.
- Percussion des points dans le même ordre où ils ont été traités, pour débloquer les énergies qui pourraient être restées bloquées. On peut utiliser le majeur tout seul pour tapoter, ou le majeur avec l'index superposé, ce qui renforcera l'effet; le mouvement de percussion doit venir du poignet et non pas du bras entier. La pression est d'abord superficielle, puis moyenne, puis profonde, de nouveau moyenne et puis superficielle.

3- Les quatre portes externes

Localisation : le premier de ces quatre points est situé au milieu des sourcils, le second au point diamétralement opposé, situé dans la partie supérieure de l'occiput, le troisième et le quatrième se trouvent à peine au-dessus du sommet des oreilles, et ils sont eux aussi diamétralement opposés. Pour les trouver, on fixe un fil au point qui se trouve au milieu des sourcils et on le fait passer tout autour de la tête, à l'horizontale, de manière à ce qu'il touche le haut des oreilles.

Indications : quand on traite les quatre portes externes, c'est comme si on traçait une sorte de croix qui passe à l'intérieur de la tête. Les Tibétains les nomment «les portes qui rassemblent» et les considèrent comme les portes d'accès pour travailler sur les énergies de l'humeur vent présente dans le corps. On les utilise pour :
- recharger et rééquilibrer les énergies physiques et psychiques, stimuler les organes internes et les organes des sens qui leur sont liés, guérir différents types de céphalées, problèmes mentaux, amnésie, dépression, anxiété, douleurs du dos et de la colonne, insomnie, fatigue chronique et problèmes liés à l'humeur vent.

Particulièrement, la pression sur le point entre les sourcils :
- aide à guérir les maladies du nez,
- les maladies des yeux,
- la jaunisse,
- l'épistaxis (saignements de nez provenant de la muqueuse nasale)

La pression des deux points juste au-dessus du haut des oreilles aide à soigner :
- les raideurs du cou,
- les raideurs des épaules,
- les raideurs articulaires.

Dans le massage, les deux points diamétralement opposés sont traités simultanément, en commençant par le point entre les sourcils et son opposé. Comme ces points sont opposés, s'il existe un blocage dans une des deux zones, celle-ci sera traitée dans deux directions et le traitement sera plus efficace. Si une personne présente des problèmes d'un côté, il faut traiter d'abord le côté malade, rééquilibrant ainsi la partie du corps correspondante, puis on peut ensuite traiter les points par deux. Comme tous les points de la tête, ils se traitent avec la technique de rotation du pouce et pressions aux trois niveaux (pression sur la peau, pression sur les muscles et pression sur les os). L'application d'huile rend le traitement plus efficace.

4- La fontanelle antérieure
Localisation : le point central se situe à huit travers de doigts de la ligne des sourcils. Il y a quatre points latéraux : la première paire est située à deux doigts de distance à droite et à gauche du point central, la seconde paire est située à deux doigts de distance de la première paire.

Indications : ce point est spécifique pour les problèmes dus à :
- un excès d'humeur vent dans la tête,
- la guérison des céphalées,
- les problèmes mentaux,
- les pertes de mémoire,
- en général, rééquilibre les énergies de la tête.

5- Le point devant la fontanelle antérieure
Localisation : six travers de doigts de la ligne des sourcils. Ce point a aussi quatre points latéraux qui se trouvent de la même façon que les précédents.
Indications : ce point est en relation avec les deux canaux latéraux, et par conséquent il aide à soigner :
- les problèmes liés à l'humeur phlegme (canal de gauche),
- problèmes de mKrispa (canal de droite),
- comme ces deux canaux s'ouvrent dans les narines, le traitement de ce point aide à débloquer le nez et réduit la formation de mucus,
En outre, le processus respiratoire étant lié énergétiquement à ces deux canaux, en traitant ces points, on agit aussi sur les problèmes respiratoires.

A propos des mandalas et des 5 éléments:
Cinq points reliés, qu'ils soient disposés en croix ou alignés, contiennent toujours les cinq éléments. Quand ils sont alignés, ils sont disposés en partant de la gauche comme suit : terre, eau, espace, feu, air, le côté gauche du corps correspondant à Bad Kan et le droit à mKhrispa, le vent est considéré comme neutre.
Ces points se traitent en partant du point central, puis les deux latéraux par paires, un à droite et un à gauche. Ainsi, en traitant les points par paires on équilibre les énergies opposées : feu-chaud et eau-froid, vent-léger et terre-lourd.

Traitement :
- avec la technique habituelle de rotation et pression sur chaque point,
- puis on glisse avec les pouces ou bien on exerce de petites pressions contiguës depuis le point central en direction des points latéraux, de façon à faire rayonner l'énergie de l'espace, correspondant au point central, vers les autres éléments. Dans ce cas, le mouvement opposé, de la périphérie au centre, n'est pas nécessaire parce que ces points ne sont pas reliés au canal central,
- puis on tapote avec le médius, ou avec l'index superposé au médius sur tous les points,
- puis on applique la « technique des cinq doigts «, qui sert à rééquilibrer l'énergie dans tous les points de la tête, parce qu'en tapotant même sur

les points qui n'ont pas été traités, on rééquilibre toutes les énergies, profondes et superficielles.

NB: Les «points de l'insomnie» (Du So Sum), pour traiter l'insomnie, la dépression, ou les désordres du rlung en général:
Il s'agit du point de la fontanelle antérieure, le point de la couronne, et le point de la porte externe arrière. Toutes les énergies rLung sont présentes dans ces trois points. On traite ces trois points ensemble avec de l'huile chaude.

Points du visage

(1)Point de la naissance des cheveux
Localisation : au centre de la ligne de la racine des cheveux, quatre doigts au-dessus du point médian entre les sourcils.
Indications : c'est un point particulier des yeux, bon pour: cataracte, problèmes aux yeux, sécheresse, brûlures, vision brouillée, convulsions et délire fébrile.

(2)Points un doigt en dessous de la naissance des cheveux
Localisation : ce point double est situé sur le front, un doigt en dessous de la naissance des cheveux, à droite et à gauche, trois doigts au-dessus du point médian de l'arcade sourcilière.
Indications : rougeurs et irritations des yeux (comme lorsqu'on a la sensation de la présence d'un corps étranger), Problèmes hépatiques.

(3)Points de la lance d'or et d'argent
Localisation : deux doigts au-dessus du point médian de l'arcade sourcilière.
Indications : conjonctivite, problèmes des vaisseaux sanguins des yeux.

(4) Points sur les sourcils:
Localisation : dans le point intermédiaire de l'arcade sourcilière, sur l'os.
Indications : spécifique pour : maux de tête, problèmes aux yeux, ictère (jaunisse), épistaxis prolongée, hypertension, impuissance.

(5) Points aux coins extérieurs des yeux
Localisation : à partir du point où se termine l'arcade sourcilière, deux doigts en diagonale vers le haut.
Indications : c'est un point spécial pour : fatigue des yeux, en particulier après avoir travaillé longtemps sur ordinateur ou regardé la télévision, yeux rouge, pertes de mémoire.

(6) Points des tempes
Localisation : à quatre doigts de distance du point où se termine l'arcade sourcilière.
Indications : maux de tête localisés d'un seul côté de la tête, nausées, fatigue des yeux.

(7) Point intermédiaire entre les sourcils
Localisation : c'est le point intermédiaire entre les sourcils, qui est aussi l'un des quatre portails extérieurs.
Indications : problèmes du nez, épistaxis, maux de tête, ictère.

(8) Angles internes des yeux
Localisation : à côté des angles internes des yeux.
Indications : larmoiements, sécheresse, fatigue des yeux.

(9) Points sur les arcades orbitales inférieures
Localisation : un doigt sous l'œil, sur l'os de l'arcade orbitaire.
Indications : torpeur faciale, myopie, refroidissement, grippe, rhinites.

(10) Points internes des joues
Localisation : un doigt sous le point précédent des arcades orbitales inférieures, dans le creux de l'os.
Indications : inflammations des oreilles, inflammations du nez, sinusite.

(11) Points externes des joues
Localisation : à un doigt du précédent latéralement, vers les oreilles.
Indications : infections des oreilles, infections des yeux, otites.
Les points 9, 10 et 11 ensemble soignent les tics du visage et préviennent

les refroidissements.

(12) Points supérieurs du nez
Localisation : au sommet des ailes du nez.
Indications : paresthésies faciales (fourmillements, engourdissements), inflammations du nez, rhinites.

(13) Points inférieurs du nez
Localisation : à la base des ailes du nez.
Les indications sont les mêmes que pour le point précédent, ils sont souvent traités ensemble.

(14) Point entre le nez et la lèvre supérieure
Localisation : dans le creux sous le nez, sur l'arcade dentaire.
Indications : évanouissements, même ceux dus à l'hypotension, coma, dépression, parésies faciales (paralysie partielle par affaiblissement de la force musculaire), paresthésies faciales, convulsions épileptiques, raideur des membres, problèmes cardiaques.

(15) Points du sourire
Localisation : aux angles de la bouche.
Indications : raideur du cou et des épaules, torticolis, douleurs des épaules.

(16) Points au-dessous des points du sourire
Localisation : un doigt au-dessous des points du sourire, mais légèrement vers l'extérieur.
Indications : oedèmes de la bouche, oedèmes de la langue.

(17) Points sur les mandibules
Localisation : à quatre doigts de la pointe du menton, sur les mandibules, où l'on sent la pulsation de l'artère.
Indications : maux de dents.

(18) Point sous la lèvre inférieure
Localisation dans le creux sous la lèvre inférieure.
Indications : troubles de la mémoire, mutisme et balbutiements, éva-

nouissements.

(19) Point sur le menton
Localisation : dans le creux (la fossette) du menton
Indications : gonflement de la langue, de la bouche et difficultés de parole qui en découlent.
Tous ces points sont doubles, à droite et à gauche, sauf le 1, le 7, le 14, le 18 et le 19.

Méthodes de traitement des points du visage
Le patient est allongé sur le dos avec la tête sur les genoux du praticien. Les points se traitent avec la technique habituelle de pression et rotation, décrite précédemment. On passe d'un point à l'autre en glissant avec les pouces sur le visage du patient. Les rotations sur les points symétriques devraient être effectuées simultanément et dans la même direction, mais si le patient semble fatigué, on peut aussi les faire en sens opposés.

Point latéraux de la tête

(1) Point antérieur au sommet de l'oreille
Localisation : à un doigt du point où l'oreille s'attache à la tempe, en direction oblique vers le haut et l'avant, à la naissance des cheveux.
Indications : fatigue, maux de tête dus au surmenage, migraine.

(2) Point supérieur de l'oreille
Localisation : un doigt sous le point 1, sur la tempe.
Indications : douleurs aux épaules, problèmes auriculaires, difficulté à ouvrir la bouche et les yeux, particulièrement après traumatisme ou accident, infections auriculaires, perte d'audition.

(3) Point central de l'oreille
Localisation : un doigt sous le point 2.
Indications : comme le 2.

(4) Point inférieur de l'oreille
Localisation ; un doigt sous le point 3.

Indications : comme le 2 et le 3.
Plus particulièrement, le point 2 soigne la surdité due à la vieillesse ou à un traumatisme, le 3 les acouphènes, et le 4 le mutisme post-traumatique.

(5) Point sous le lobe
Localisation : où le lobe de l'oreille, si on appuie dessus, touche le cou.
Indications : maux de dents, problèmes auriculaires, insomnies, cataracte.

(6) Point de la joue
Localisation : a trois doigts du tragus (cartilage à la sortie du canal auriculaire)vers la joue.
Indications : problèmes et infections oculaires, problèmes et infections auriculaires, maux de têtes dû à un déséquilibre de mKhrispa («tripa»/feu), accompagnés de fièvre.

(7) Point sur le tragus
Localisation : sur le tragus
Indications : problèmes psychiques liés à la dépression et la tristesse, autisme, tendances au repli sur soi.

(8) Point postérieur de l'oreille
Localisation : sur le mastoïde, à hauteur de l'hélix.
Indications : problèmes auriculaires, maux de tête.

(9) Point postérieur du lobe
Localisation : à quatre doigts de distance derrière le point sous le lobe.
Indications : insomnies et cataracte (aide à en arrêter la progression, surtout en phase initiale), douleurs des épaules, incapacité à tenir la tête bien droite.

(10) Point en arrière du point 9
Localisation : à un doigt en arrière du point 9, sur l'os.
Indications : maux de tête, torticolis, épaules raides, désordres des reins.

(11) Point du sommet de l'oreille, porte externe
Localisation : sur la tête, en haut de l'oreille.

Indications: désordres du rlung dans la tête.

(12) Point derrière le sommet de l'oreille
Localisation : à deux doigts du sommet de l'oreille vers l'arrière.
Indications : évanouissements, troubles cérébraux, douleurs au cou, traumatisme suite à attaque cérébrale, nerfs abîmés.

Traitement : avec le système habituel de pressions et rotations. Le patient est sur le dos avec la tête sur les genoux du praticien, ou bien assis.

NB: Les points de 1 à 4 peuvent aussi être traités tous ensemble avec quatre doigts.

Points à l'arrière de la tête

(1) Point au centre de l'occiput
Localisation : au centre de la protubérance occipitale, c'est l'une des portes externes
Indications : c'est un point critique des reins, c'est pourquoi on l'utilise pour soigner : les problèmes rénaux, la grippe, la fièvre, la tristesse, la dépression, les problèmes cardiaques liés à des troubles de la sphère émotive, les évanouissements , le délire, la paresthésie, les vertiges, les ictères, les hépatites, les problèmes de vésicule biliaire.

(2) Point sur la protubérance occipitale
Localisation : deux doigts au-dessus du point 1.
Indications : céphalées de types différents (surtout accompagnées de nausées) vertiges, nausées, vomissements, surtout s'ils sont provoqués par le mal de mer ou de voiture.

(3) Point à droite de la protubérance occipitale
Localisation : deux doigts à droite du point 1.
Indications : c'est un point critique des poumons. Rééquilibre les énergies des poumons, soigne les maladies pulmonaires.

(4) Point sous la protubérance occipitale

Localisation : deux doigts au-dessous du point 1.
C'est un point triple : les deux autres sont situés deux doigts à droite et à gauche du point central.
Indications : céphalées, vertiges, nausées.

(5) Point à droite de la protubérance occipitale
Localisation : deux doigts à gauche du point 1.
Indications : c'est un point critique de la rate, rééquilibre l'énergie de la rate, rééquilibre l'énergie du pancréas, insomnie, raideur du cou, hypertension artérielle.

(6) Point de la fossette occipitale
Localisation : quatre doigts au-dessous du point 1.
C'est un point triple : les deux autres sont situés deux doigts à droite et à gauche.
Indications : maux de têtes dus à la tension, déséquilibres de l'humeur vent, grippe, surdité, mutisme, balbutiements, c'est un point spécial pour soigner l'hypertension.

(7) Points latéraux
Localisation : deux doigts sous le précédent, latéralement, sur les tendons du cou.
Indications : fatigue générale et en particulier des épaules, douleurs aux épaules, problèmes de mobilité des bras consécutifs à un traumatisme, émotivité excessive, raideur du cou et des épaules, schizophrénie, troubles de l'humeur vent, hypertension.

(8) Point de la rose des cheveux
Localisation : deux doigts au-dessous des précédents.
Indications : tensions et douleurs des épaules et du dos, maux de tête, problèmes émotionnels, acouphènes, hallucinations, schizophrénie.

(9) Point sur la quatrième vertèbre cervicale
Localisation : sur la quatrième vertèbre (à quatre doigts de la vertèbre cervicale no 7 ou première vertèbre tibétaine).
Indications : insomnie, dépression, maux de tête dus au stress, hyperten-

sion.

(10) Point supérieur de l'épaule
Localisation : quatre doigts au-dessous du point huit, en descendant le long du cou.
Indications : douleurs musculaires aux épaules et aux bras.
(11) Point inférieur de l'épaule
Localisation : à quatre doigts du 10, latéralement, le long du bord de l'épaule.
Indications : douleurs aux bras, inflammations des nerfs cubitaux et radiaux.

Traitement : le patient est à plat ventre. Les cinq premiers points qui constituent un mandala, se traitent comme les cinq portes internes, et les autres points se traitent deux par deux s'ils sont symétriques.

Points du dos
Les points du dos sont strictement connectés à l'épine dorsale et aux diverses fonctions du système nerveux, c'est pourquoi la pression et le massage de ces points sont très importants et efficaces. La première vertèbre tibétaine correspond à la septième cervicale dans la médecine occidentale mais les indications suivantes sont données selon le système occidental.

(1) Point du rlung («loung»/vent) sur la septième cervicale
Localisation : c'est un point triple. Le premier de ces trois points est situé sur le processus épineux de la septième vertèbre cervicale, les deux autres à deux doigts de distance, à droite et à gauche.
Indications : troubles de l'humeur vent, problèmes mentaux, problèmes émotionnels, insomnie, troubles de la mémoire, coma, malaises dus à des problèmes nerveux, inappétence, anorexie, sécheresse de la bouche et des lèvres, enrouement, douleurs des épaules, difficulté à bouger les épaules, problèmes respiratoires comme l'asthme et présence de glaires dans la gorge, faiblesse, sensations de lourdeur physique.

(2) Point de mKhrispa («tripa»/feu) sur la première thoracique
Localisation : sur le processus épineux de la première thoracique et à deux doigts de distance à droite et à gauche.
Indications : problèmes de mKrispa, particulièrement problèmes de mKrispa de nature froide (associés à une diminution de la chaleur corporelle et à une digestion difficile), jaunisse, hypertension, dysfonctionnement de la vésicule biliaire, ictère des yeux.

(3) Point de Bad Kan («békan»/eau et terre) sur la seconde thoracique
Localisation : sur le processus épineux de la seconde vertèbre thoracique et à deux doigts de distance, à droite et à gauche.
Indications : vomissements, inappétence, enrouement après avoir beaucoup chanté ou bu d'alcool, problèmes respiratoires et de la petite circulation, dus à l'augmentation de Bad Kan («békan»/eau et terre) dans la partie supérieure du corps, dans les poumons et le cœur.

(4) Point des poumons sur la troisième thoracique
Localisation : sur le processus épineux de la troisième vertèbre thoracique et à deux doigts de distance à droite et à gauche.
Indications : ce sont des points relatifs au lobe pulmonaire frontal. On les utilise pour soigner des problèmes respiratoires, contre les douleurs de la partie supérieure du dos, contre la toux et le catarrhe (sécrétions) dus à un excès de phlegme dans la partie supérieure du corps.

(5) Point des poumons sur la quatrième thoracique
Localisation : sur le processus épineux de la quatrième vertèbre thoracique et à deux doigts de distance à droite et à gauche.
Indications : ce sont les points de la partie supérieure des poumons. maladies pulmonaires en général, excès de chaleur des poumons, caractérisées par de la toux avec des glaires jaunâtres.

(6) Point de l'aorte sur la cinquième thoracique
Localisation : c'est un point quintuple sur le processus épineux de la cinquième vertèbre thoracique, a deux doigts et encore deux doigts à droite et à gauche.
Indication : ils sont reliés à l'aorte et à la veine cave : dépression, insom-

nie, anxiété, agitation, tristesse, fatigue, problèmes respiratoires liés à des problèmes cardiaques, dos courbé en raison de déséquilibres de l'humeur vent, folie.

(7) Point du cœur sur la sixième thoracique
Localisation : sur le processus épineux de la sixième vertèbre thoracique, les points latéraux (comme précédemment).
Indications : problèmes cardiaques, syndromes dépressifs, folie, attaques hystériques, absences de mémoire, épilepsie, évanouissements, rigidité des membres dues à la frayeur, difficultés respiratoires dues aux maladies ci-dessus.

(8) Point du diaphragme sur la septième thoracique
Localisation : sur le processus épineux de la septième vertèbre thoracique, les points latéraux (comme précédemment).
Indications : contractions du corps, douleurs des parties frontale et inférieure du thorax, vomissements secs, hoquets, flatulences, cyphose, vision brouillée. Les yeux étant en relation avec le foie, qui est voisin du diaphragme, ce point s'utilise aussi pour soigner les troubles de la vue. Excès de phlegme.

(9) Point du foie sur la huitième thoracique
Localisation : c'est un point triple sur le processus épineux de la huitième vertèbre thoracique et à deux doigts de distance, à droite et à gauche.
Indications : le foie peut se définir comme étant «le fournisseur» du sang, c'est pourquoi ces points sont utilisés pour : des problèmes du sang, des hépatites, hypertrophie du foie, vomissements avec l'estomac vide, intoxications provoquées par des aliments ou des médicaments, myopie consécutive au mauvais fonctionnement de l'humeur vent dans le foie, conjonctivites dues à la défaillance des fonctions hépatiques, acidité de l'estomac, problèmes hépatiques dus à l'excès d'alcool, cirrhose, obésité, troubles du rlung («loung»/vent) et de Bad Kan («békan»/eau et terre) ensemble, digestion difficile, tumeurs hépatiques.

(10) Point de la vésicule biliaire sur la neuvième thoracique
Localisation : sur le processus épineux de la neuvième vertèbre thora-

cique à deux doigts de distance, à droite et à gauche.
Indications : vomissement de liquide biliaire, sensation d'amertume en bouche, mauvaise haleine, ictère, indigestions et problèmes digestifs en général, inappétence, calculs biliaires, formes aiguës de diarrhées.

(11) Point de la rate et du pancréas sur la dixième thoracique
Localisation : sur le processus épineux de la dixième vertèbre thoracique et à deux doigts de distance, à droite et à gauche.
Indications : constipation, flatulences , gargouillements, lèvres gercées, peau sèche et crevassée, dysfonctionnements de la rate, problèmes d'estomac et de rate conjugués.

(12) Point de l'estomac sur la onzième thoracique
Localisation : sur le processus épineux de la onzième vertèbre thoracique et à deux doigts de distance, à droite et à gauche.
Indications : manque de chaleur digestive, incapacité à assimiler les aliments, digestion difficile, gastrite, ulcère, tumeurs de l'estomac.
Traiter ce point augmente la chaleur métabolique.

(13) Point des organes reproducteurs sur la douzième thoracique
Localisation : sur le processus épineux de la douzième vertèbre thoracique, et à deux doigts de distance, à droite et à gauche.
Indications : ce sont les points reliés aux ovaires, à la poche séminale, à la prostate et aux testicules. Pour traiter: spermatorrhée (écoulement involontaire de sperme sans orgasme), règles trop fréquentes ou trop abondantes, tumeurs de l'utérus, instabilité mentale, manque de mémoire, manque d'appétit sexuel, problèmes génitaux dus à des troubles de l'humeur vent et de nature froide.

(14) Points des reins sur la première lombaire
Localisation : c'est un point sextuple sur le processus épineux de la première lombaire, à deux doigts de distance à droite et à gauche, et ainsi de suite.
Indications : dysfonctionnements rénaux, impuissance, perte de désir sexuel, mictions (uriner) trop fréquentes, douleurs aux hanches ou à la région lombaire quand on se penche, acouphènes dus à une activité

sexuelle excessive, sensations de froid aux reins, problèmes au pénis, fatigue dans les reins quand on est debout, calculs rénaux.

(15) Point des organes internes sur la seconde lombaire
Localisation : c'est un point triple sur le processus épineux de la deuxième vertèbre lombaire et à deux doigts de distance, à droite et à gauche.
Indications : ce sont les points connectés à tous les organes. Dysfonctionnement des organes internes dues au déséquilibre de Bad Kan («békan»/eau et terre) ou du rlung («loung»/vent).

(16) Point du colon sur la troisième lombaire
Localisation : sur le processus épineux de la troisième vertèbre lombaire et à deux doigts de distance, à droite et à gauche.
Indications : gargouillements, flatulences, tumeurs du colon, problèmes au gros intestin.

(17) Point de l'intestin grêle sur la quatrième lombaire
Localisation : sur le processus épineux de la quatrième vertèbre lombaire, à deux doigts de distance à droite et à gauche.
Indications : inflammations, douleurs intestinales, tumeurs de l'intestin grêle, flatulences, diarrhée avec mucosités, diarrhée blanchâtre causée par des troubles de l'humeur vent et de nature froide.

(18) Point de la vessie sur la cinquième lombaire
Localisation sur le processus épineux de la cinquième lombaire et à deux doigts de distance, à droite et à gauche.
Indications : calculs des voies urinaires, mictions trop fréquentes, cystites, troubles de la prostate.

(19) Point des fluides reproducteurs sur la première sacrée
Localisation : sur le processus épineux de la première sacrée et à deux doigts de distance, à droite et à gauche.
Indications : contrôlent l'ovulation et l'émission de sperme. Pour traiter: spermatorrhée, problèmes menstruels, aménorrhée, éjaculation précoce, troubles de la prostate.

(20) Point du rlung («loung»/vent) descendant sur la seconde sacrée
Localisation : au centre de la seconde vertèbre sacrée et à deux doigts de distance, à droite et à gauche.
Indications : flatulences (gaz intestinaux), fièvres chroniques, cystites, sang dans les urines, lourdeurs dans la région lombaire accompagnées d'une incapacité à se tenir droit en marchant.

(21) Point du rlung («loung»/vent) descendant sur la troisième sacrée
Localisation au centre de la troisième vertèbre sacrée et à deux doigts de distance à droite et à gauche.
Indications : douleurs au niveau de la taille et des hanches, difficultés respiratoires, balbutiements dus à des déséquilibres du rlung («loung»/vent), problèmes relatif à l'élimination des selles, problèmes menstruels, problèmes des émissions de sperme, éjaculation précoce.

(22) Point du rlung («loung»/vent) descendant sur la quatrième vertèbre sacrée
Localisation : au centre de la quatrième vertèbre sacrée et à deux doigts de distance, à droite et à gauche.
Indications: hémorroïdes, fièvres chroniques, hépatites, troubles graves de l'humeur vent qui empêchent l'expulsion des urines et des selles.

(23) Point du rlung («loung»/vent) descendant sur la cinquième sacrée
Localisation au centre de la cinquième vertèbre sacrée et à deux doigts de distance, à droite et à gauche.
Indications : prolapsus des organes génitaux masculins et féminins, gonflement des parties génitales, remontée des testicules.

(24) Point du coccyx
Localisation : sur la pointe du coccyx.
Indications : anorgasmie, problèmes respiratoires, difficultés d'éjaculation.

Points de la partie antérieure du corps

(1) Points sur le cou

Localisation : quatre doigts au-dessus de la clavicule.
Indications: toux, glaires pulmonaires. Traiter ces points favorise la relaxation.

(2) Points sur la clavicule
Localisation: au centre de la clavicule.
Indications: toux sèche et douloureuse, glaires bronchiques.

(3) Point de la fourchette sternale
Localisation: dans le creux juste au-dessus de la fourchette sternale, sur le bord du manubrium sternal.
Indications: arythmie, hoquet, enrouements.

(4) Point supérieur de la clavicule
Localisation: dans le creux, deux doigts sous le centre de la clavicule.
Indications: tristesse, syndrome dépressif.

(5) Point inférieur de la clavicule
Localisation: deux doigts sous les points supérieurs de la clavicule.
Indications: arythmie, palpitations, toux, maladies conjuguées du cœur et des poumons.

(6) Point supérieur du thorax
Localisation: c'est un point triple, deux doigts sous la fourchette sternale.
Indications: enrouements, fièvre, problèmes respiratoires, maladies de Bad Kan («békan»/eau et terre).

(7) Point inférieur du thorax
Localisation: c'est un point triple deux doigts au-dessous des trois points précédents (supérieurs du thorax).
Indications: douleurs du thorax, toux avec glaires, problèmes pulmonaires.

(8) Point du sternum
Localisation: sur le sternum, dans le point intermédiaire entre les seins.
Indications: tristesse, dépression, insomnie, folie, instabilité mentale, dé-

sorientation et autres problèmes relatifs, arythmie.

(9) Point du cœur
Localisation: c'est une point quadruple à deux doigts du téton gauche, dans les quatre directions cardinales.
Indications: arythmie, syndrome dépressif, schizophrénie, problèmes cardiaque.

(10) Point du foie
Localisation: c'est un point triple, deux doigts au-dessous du téton droit et à deux doigts de distance à droite et à gauche.
Indications: troubles du foie.

(11) Point inférieur du diaphragme du bout du sein droit
Localisation: deux doigts en dessous du point central des trois points précédents.
Indications: spasmes du diaphragme, hoquet, vomissements.

(12) Point du processus xiphoïde
Localisation: c'est un point triple sur le processus xiphoïde (cartilage-chez l'enfant- et os -chez l'adulte- qui termine le sternum) et à deux doigts de distance, à droite et à gauche.
Indications: c'est un point de Bad Kan («békan»/eau et terre).Pour traiter: acidités stomacales, vomissements, hoquets, problèmes respiratoires, bouche amère, autres troubles relatifs à Bad Kan («békan»/eau et terre).

(13) Point inférieur du processus xiphoïde
Localisation: c'est un point triple, deux doigts en dessous du point précédent et à deux doigts de distance, à droite et à gauche.
Indications: c'est un point de Bad Kan («békan»/eau et terre). Pour traiter: refroidissement, grippe, toux avec glaires, digestion lente, sensations de lourdeur de la partie supérieure de la tête, problèmes au sternum.

(14) Point de l'estomac
Localisation: c'est un point triple, deux doigts au-dessous du point précédent, le point inférieur central du processus xiphoïde et deux doigts à

droite et à gauche.
Indications: digestion difficile, vomissements, diarrhées, hoquet, aérophagie.

(15) Point de la tumeur
Localisation: c'est un point triple deux doigts au-dessous du point central de l'estomac et deux doigts à droite et à gauche.
Indications: tumeurs de l'estomac, tumeurs de l'intestin grêle, tumeurs du gros intestin.

(16) Point du nombril
Localisation: c'est un point unique sur le nombril. N'est pas traité chez les hommes.
Indications: problèmes de menstruation, infertilité, fausse-couche, c'est le point des femmes.

(17) Point du colon
Localisation: c'est un point quadruple, sur la même ligne que le nombril, et deux doigts à droite et à gauche.
Indications: flatulences, gargouillements, diarrhées aiguës.

(18) Point supérieur de l'intestin grêle
Localisation: c'est un point triple (relié à la partie supérieure de l'intestin grêle), à deux doigts sous le précédent.
Indications: diarrhée, traitement de problèmes de miction, hémorragies utérines, stérilité, tendance à l'avortement spontané.

(19) Point inférieur de l'intestin grêle
Localisation: c'est un point triple (relié à la partie inférieure de l'intestin grêle) deux doigts au dessous du précédent.
Indications: dysfonctionnement et maladie du gros intestin, flatulences, gargouillements.

(20). Point de la vessie
Localisation: c'est un point triple, deux doigts au-dessous du précédent.
Indications: c'est un point de la vessie. Pour traiter: problèmes de miction, dysfonctionnement et maladies de l'utérus, douleurs aux reins et à

la taille.

(21) Point des organes génitaux
Localisation: c'est un point triple à deux doigts au-dessous du précédent.
Indications: mictions trop fréquentes, même sans urine, problèmes aux organes génitaux.

Traitement des points décrits jusqu'ici:
on peut traiter seulement quelques uns de ces points, pour des problèmes spécifiques, avec la technique de rotation et pressions utilisée pour les points de la tête, ou on peut traiter tous les points avec la technique suivante : on appuie d'abord sur tous les points situés sur la ligne médiane, un à la fois, du haut vers le bas, avec les deux pouces superposés, puis, en partant de chaque point central, on glisse avec les pouces en appuyant, jusqu'aux points latéraux à deux doigts de distance, on appuie sur ces points latéraux et on relève les pouces d'un coup. Puis on traite de la même façon les points de la couronne, le point quintuple du cœur, puis le point triple du foie du téton droit et le point inférieur sur le téton droit relié au diaphragme.

Traitement des vertèbres
1-Shud Ded – frotter/glisser en relâchant à la fin (nettoyer)
Parcourir la colonne vertébrale avec les pouces côte à côte ou les phalanges à cheval sur la colonne.
2-Tsig Non- pression des points
Pressions sur les points à deux doigts de la colonne (sur les apophyses transversales).
3- Tsig Non: presser depuis les points latéraux en glissant vers l'épineuse comme pour refermer vers la vertèbre, en décollant légèrement la peau, une vertèbre après l'autre, de haut en bas.
4- Tsig Non: presser sur l'épineuse sur les vertèbres et entre les vertèbres
5- Non Ded– Pressions
glisser le long de la colonne de chaque côté et presser fort sur le sacrum à l'arrivée.
6- Sang Che- ouvrir les points

Pression sur les apophyses épineuses, ouvrir en glissant sur les côtés jusqu'à deux doigts, puis pression sur ces points latéraux et relâcher.

Sur le thorax, sur les trois lignes centrales, on utilise les techniques :
Shud – frotter
Non - pressions
Sang – pressions en ouvrant sur les côtés décrites ci-dessus.
Toujours noter pendant le traitement les points douloureux et les traiter à nouveau à la fin.

Points des membres supérieurs: localisation, indications et méthode de traitement
La plupart d'entre eux se trouvent sur les veines ou sur les artères.

Points antérieurs du membre supérieur:

(1) Point avant la veine céphalique
Localisation: quatre doigts vers le haut à partir du pli du coude, sur la ligne médiane du bras.
Indications: problèmes pulmonaires et respiratoires, tension élevée, maux de tête.

(2) Point de la veine basilaire
Localisation: à deux doigts du centre du pli du coude vers le bord interne du bras (vers le corps), sur la veine médiane du cubitus.
Indications: problèmes du foie et du diaphragme, hypertrophie du foie, lourdeur des épaules, difficultés respiratoires.

(3) Point de la veine médiane du cubitus
Localisation: à un doigt du point 2 vers le centre du pli du coude.
Indications: problèmes pulmonaires, difficultés respiratoires, douleurs du foie ressenties devant et derrière, dépression, épistaxis, paresthésie des membres supérieurs, problèmes à l'estomac, problèmes au gros intestin, problèmes à la vésicule biliaire.

(4) Point premier de la ramification de la veine basilaire
Localisation: à quatre doigts du point 2 (sur le bord interne du bras) vers le bas, sur la ramification de la veine basilaire.
Indications: c'est un point de la vésicule biliaire. Pour traiter: problèmes à la vésicule biliaire, maux de tête avec refroidissement, vomissements jaunes, bouche amère, yeux jaunes, inappétence, orgelet.

(5) Point second de la ramification de la veine basilaire
Localisation: à un doigt du point 4 en diagonale vers la ligne médiane du bras.
Indications: c'est un point du foie. Pour traiter: gonflements du corps, gonflements des lèvres, gonflements du tour des yeux, prurit, lourdeur générale.

(6) Point second de la veine céphalique
Localisation: à quatre doigts du pli vers le bas sur la veine céphalique, sur le bord externe de bras.
Indications: pneumonies, douleurs intercostales, douleurs au trapèze, respirations étouffées, enrouements, paresthésie des bras.

(7) Point troisième de la ramification de la veine basilaire
Localisation: quatre doigts en diagonale du point 4.
Indications: problèmes du foie et du sang, foie hypertrophié, ulcère, vomissements avec du sang, diarrhées sanguinolentes, douleurs aux pommettes et aux mandibules.

(8) Point de la veine médiane de l'avant-bras
Localisation: à huit doigts du centre du pli du coude vers le bas, ou bien huit doigts du pli du poignet vers le haut, au centre de l'avant-bras.
Indications: c'est un point de Bad Kan («békan»/eau et terre). Pour traiter: problèmes à l'estomac, inappétence, perte de la sensation du goût, douleurs aux bras.

(9) Point troisième de la ramification de la veine céphalique
Localisation: quatre doigts en dessous de la ride du poignet vers l'exté-

rieur sur la ramification de la veine céphalique.
Indications: c'est un point du cœur et des poumons. Pour traiter: problèmes cardiaques et pulmonaires, douleurs intercostales antérieures et postérieures, toux sèche, tension élevée.

(10) Point des tendons du poignet
Localisation: quatre doigts de la ride du poignet en partant du centre du poignet vers le haut du bras.
Indications: problèmes aux yeux, grippe, vomissements.

(11) Point de la paume de la main
Localisation: au centre de la paume de la main.
Indications: insomnie, excès d'humeur vent, excès de pensées, digestion difficile. Par ce point, on peut réchauffer tout le corps.

Points postérieurs du membre supérieur :

(1) Point de l'articulation de l'épaule
Localisation: sur l'os à l'extrémité externe de l'omoplate (sur l'articulation de l'épaule).
Indications: douleurs des bras et des articulations, difficultés à bouger les bras, douleurs des nerfs radiaux, difficulté de rotation de l'épaule.

(2) Point de l'omoplate
Localisation: c'est un point double, à un doigt à droite et à un doigt à gauche du centre de l'omoplate.
Indications: problèmes pulmonaires, toux douloureuses.

(3) Point des aisselles
Localisation: quatre doigts au dessous du haut de l'omoplate, au niveau l'attache du bras sur le tronc.
Indications: douleurs et difficulté de mouvement des bras, problèmes du système lymphatique et du sérum.

(4) Point des muscles des bras
Localisation: à quatre doigts sous le point 3, sur les muscles du bras.

Indications: sensation de lourdeur du trapèze pendant le mouvement, problèmes de mobilité du bras.

(5) Point de la protubérance du coude
Localisation: sur la protubérance du coude, un peu vers l'intérieur.
Indications: problèmes du sérum, problèmes osseux.

(6) Point de la ramification de la veine basilaire
Localisation: huit doigts au-dessous du coude sur la veine cubitale.
Indications: c'est un point du foie et de la vésicule biliaire. On l'utilise pour soigner l'inappétence, les problèmes hépatiques, les calculs biliaires.

(7) Point du poignet
Localisation: trois doigts au-dessus de l'articulation du poignet du côté du pouce.
Indications: douleurs des articulations, douleurs des bras, difficulté à lever les bras.

(8) Point second de la ramification de la veine basilaire
Localisation: deux doigts au-dessus de l'articulation du poignet, sur la ligne médiane.
Indications: problèmes au foie, problèmes aux poumons, toux, yeux rouges.

Points des membre inférieurs

La plupart d'entre eux se trouvent sur les veines ou sur les artères.

Points antérieurs des membre inférieurs

(1) Point de la grande veine saphène
Localisation: à quatre doigts au dessus du creux poplité, en remontant sur la cuisse.
Indications: problèmes à l'intestin grêle et au gros intestin, problèmes à l'utérus, problèmes aux organes sexuels, hémorroïdes.

(2) Point de la ramification de la grande veine saphène
Localisation: quatre doigts au dessous du creux poplité vers le mollet sur la petite saphène.
Indications: cystite avec présence de sang, douleurs lombo-sacrées, douleurs osseuses, arthrite, menace d'avortement.

(3) Point de la ramification de la grande veine saphène à la cheville interne
Localisation: deux doigts au-dessus de la cheville interne.
Indications: c'est un point du colon. Pour traiter: diarrhée sanguinolente, douleurs à l'estomac et aux intestins, difficulté ou blocage de la miction, problèmes menstruels (aménorrhées ou menstruations hémorragiques), tumeurs de l'utérus, douleurs articulaires du genou, arthrose.

(4) Point du creux du genou
Localisation: dans les creux latéraux du genou (les yeux du genou).
Indications: digestion difficile due à une carence de la chaleur dans l'estomac, douleurs au mollet, sensations d'avoir un corps étranger dans l'œil.

(5) Point de la division de la grande veine saphène sur le tibia
Localisation: à quatre doigts sous la rotule, sur le tibia.
Indications: c'est un point de la rate. Pour traiter: problèmes découlant d'un excès de chaleur de la rate, lèvres gonflées qui se fendent facilement, aérophagie, météorisme, furoncles, paresthésies superficielles, prurit diffus, oedèmes.

(6) Point de la ramification de la veine saphène sous le genou
Localisation: à quatre doigts vers le haut à partir de l'articulation de la cheville, sur le bord externe du tibia.
Indications: c'est un point du système lymphatique. Pour traiter: problèmes lymphatiques en général, particulièrement rétention d'eau et inflammation des nœuds lymphatiques, problèmes de mKrispa avec présence d'ictère des yeux, problèmes des jointures, douleurs articulaires avec épanchement, engourdissement et prurit des membres inférieurs.

(7) Point de la ramification de la grande veine saphène aux chevilles

Localisation: deux doigts au-dessus de l'articulation de la cheville, sur le devant et sur la ligne médiane.
Indications: douleurs des jambes, en particulier aux articulations des chevilles, du genou, de la hanche, sciatique.

(8) Point du gros orteil
Localisation: sur l'articulation de la première phalange du gros orteil.
Indications: douleurs des épaules, maux de tête dus à la tension, difficultés de parole (balbutiements, aphasie), démence, hypertrophie des testicules, prostatite, raideur du cou.

Points postérieurs des membres inférieurs

(1) Point de la fesse
Localisation: c'est un point quintuple. Le point central se trouve au centre de la fesse, sur le nerf sciatique, les quatre latéraux à quatre doigts de distance dans les quatre directions.
Point sur la jointure de la hanche (articulation coxo-fémorale)
Indications: douleurs à l'articulation de la hanche, douleurs lombo-sacrées, sciatique.

(2) Point de la petite veine saphène
Localisation: quatre doigts sur la ligne médiane, au dessous du centre du creux poplité (le creux du genou).
Indications: foie hypertrophié, menstruations trop abondantes, douleurs du dos, raideur de la zone occipitale et du cou.

(3) Point de la grande veine saphène sous le mollet
Localisation: à cinq doigts vers le haut en partant de la base du talon, (sous le mollet)
Indications: c'est un point du rein. Pour traiter: douleurs du dos, en particulier douleurs dans la zone lombaire, sensation de lourdeur dans la partie inférieure du corps, urétrites, spermatorrhée, sciatique.

(4) Point du tendon d'Achille
Localisation : à quatre doigts au-dessus de la base du talon.

Indications: problèmes aux tendons et ligaments de la cheville, douleur aux muscles de la cheville.

(5) Point du talon
Localisation: un doigt vers le haut depuis le point central de la base du talon.
Indications: c'est un point important des yeux. Pour traiter: inflammations des yeux, douleurs oculaires, rougeur des yeux, vision troublée, gonflement des yeux.

(6) Point de la plante des pieds
Localisation: au centre de la plante du pied.
Indications: c'est un point de l'humeur mKrispa. Pour traiter: problèmes de mKrispa liés à des problèmes psychiques et émotifs, dépression, introversion, autisme, folie, inflammation de l'intestin grêle.

Traitement des points des membres supérieurs et inférieurs
On utilise les mêmes techniques sur les membres supérieurs et inférieurs. S'il s'agit des points particuliers, on utilise la technique de rotation et pression.
Si l'on traite tous les points, on peut utiliser une ou plusieurs des techniques suivantes :
- appuyer sur le points avec les pouces ou les pouces superposés pour une pression plus forte,
- appuyer avec le coude ou le genou pour exercer une pression,
- décrire avec le pouce une petite spirale à partir du point et en retournant sur le point, avec une pression moyenne,
- frictionner le point avec le pouce, dans tous les sens,
- glisser lentement et légèrement avec les deux pouces d'abord rapprochés puis s'éloignant l'un de l'autre, dans le sens horizontal ou vertical (ce mouvement se fait sur les veines et les artères, en suivant leur direction, pour améliorer la circulation), ou bien en rayonnant en partant du point,
- avec le pouce, décrire une spirale à partir du point, à la fin, lâcher la prise d'un coup,
- à la fin, on prend, avec ses mains, la main (ou le pied) du patient,

on appuie ses pieds sur le poignet (ou sur la cheville) et on les fait glisser tout le long du membre, puis on tire le membre et on le secoue légèrement.

Si on choisit un point particulier pour régler un problème spécifique, le point sera traité pendant environ cinq ou dix minutes, et pendant moins de temps si on traite aussi d'autres points. Si le point est douloureux, il faut exercer peu de pression. Dans la technique de la pression, on peut appuyer sur le point cinq fois en augmentant la pression graduellement sans détacher le pouce du point ou bien en le détachant à chaque pression.

Chapitre VI
Indications et contre-indications du massage

La médecine tibétaine explique dans quels cas le massage est recommandé pour l'amélioration de l'état de santé et dans quel cas il ne l'est pas. Par ailleurs lorsque le massage est indiqué, les traités nous informent sur les mediums les plus adaptés: huiles ou décoctions.

Maladies et problèmes où on recommande particulièrement les huiles et zones du corps à masser:

Troubles de l'humeur vent
• Appliquer de l'huile de sésame sur tout le corps. On massera particulièrement la plupart des points critiques de la tête, la septième vertèbre cervicale, la cinquième et la sixième thoraciques, le point intermédiaire entre les bouts des seins, les paumes des mains et les plantes des pieds.
Hémorragies de l'accouchement ou suite à des blessures
• Masser en appliquant sur tout le corps de l'huile de sésame additionnée de safran. On massera en particulier les points critiques des troisième, neuvième, dixième et douzième thoraciques et les points du foie, de mKhrispa («tripa»/feu) et de la rate sur la partie antérieure et médiane du corps.

Epuisement du liquide séminal causé par un excès de rapports sexuels ou la maladie, faiblesse physique.
• Masser en appliquant sur tout le corps de l'huile de sésame additionnée de racine de Gymnadenia (orchidée moustique). On masse en particulier la douzième vertèbre thoracique, les première, seconde, troisième et quatrième sacrées et tous les points de la couronne et de la face postérieure de la tête.

Faiblesse physique
• Masser en appliquant sur tout le corps de l'huile additionnée de grenade. Masser particulièrement la onzième thoracique, la seconde lombaire, les trois points triples du coccyx, les points «de la tumeur» (point 15) et point de l'estomac (point 14).

Angoisse, Tristesse, Soucis, Stress
• Masser en appliquant sur tout le corps de l'huile de sésame addi-

tionnée de noix muscade ou d'autres ingrédients adaptés au traitement des maladies du rlung («loung»/vent). Masser spécialement le point quadruple du cœur , les points de la couronne et de l'arrière de la tête, le point du sternum entre les seins, la septième cervicale et les cinquième et sixième thoraciques.

Vision brouillée causée par des troubles du rlung («loung»/vent) dans les os ou le foie
• masser en appliquant de l'huile de moutarde sur les points du visage, sur les points du foie sous le bout du sein droit et sur la septième vertèbre thoracique.

Insomnie
• masser tout le corps avec de l'huile de sésame et spécialement les quatre points internes et les quatre externes de la couronne et les deux points derrière les oreilles au niveau du tragus.

Fatigue due au surmenage
• masser en appliquant de l'huile de sésame additionnée de bois d'agar (aquilaria agallocha) sur tout le corps. Masser en particulier les points critiques du rlung («loung»/vent), les paumes des mains et les plantes des pieds.

Vertiges, acouphènes causés par un excès d'humeur vent dans la tête
• masser, en appliquant de l'huile de sésame ou du beurre vieilli additionnés de cumin, tous les points de la tête, y compris ceux du visage, des oreilles et de la nuque.

Conjonctivites, paupières gonflées, problèmes aux yeux provoqués par l'exposition au vent froid
• masser les points des yeux en appliquant de l'huile d'olive additionnée d'écorce de berberis vulgaris (oseille des bois/ épine-vinette/ crespino) .

Acouphènes et autres bruits d'oreilles causés par un excès de vent
• masser l'intérieur et l'extérieur des oreilles et les points des reins

en appliquant de l'huile de sésame ou du beurre clarifié additionné de fleurs d'incarvillea rouge (fleurs trompettes chinoises, hardy gloxinia).

Rhinites et affaiblissement du sens de l'odorat causés par un excès de vent dans le nez
• masser le nez et les points du rlung («loung»/vent) en appliquant de l'huile de sésame additionnée de melandrium glandulosum (famille des crayophyllaceae, fleurs de montagnes, silènes) ou de gingembre et en verser quelques gouttes dans le nez.

Engourdissement, enflure et douleur des gencives causées par un excès de vent dans les dents
• masser les dents et les points des dents en appliquant de l'huile de sésame additionnée de poivre long et d'ase fétida, plante qui contient beaucoup de soufre ce qui explique sa mauvaise odeur. (Ferula assa-foetida).

Flatulences et douleurs de l'abdomen, dyspepsie, ictère des yeux
• masser les points de mKhrispa («tripa»/feu) sur le dos et devant, en appliquant de l'huile de sésame additionnée de chirata (swertia chirayita, gentiane indienne).

Difficultés respiratoires, flatulences, hoquet, spasmes sur estomac vide (soulagés en mangeant) causés par un excès de vent dans l'estomac
• masser les points de l'estomac en appliquant de l'huile de sésame additionnée de grenade.

Hoquet, vomissements, inappétence, flatulences, gargouillements, soif excessive, difficultés respiratoires dues à un excès de vent dans la région duodénale
• masser les points de l'estomac et de l'intestin grêle en appliquant de l'huile de sésame additionnée de grenade.

Douleurs intestinales, flatulences, gargouillements, constipation, diminution de la fréquence des mictions, douleurs de la région lombo-sacrée provoquées par un excès de vent

- masser les points de l'intestin grêle et du gros intestin et du rlung («loung»/vent) descendant en appliquant de l'huile de sésame additionnée de fleurs de rhododendron ou de rhubarbe.

Flatulences, gargouillements, diarrhées provoquées par un excès de vent dans le colon
- masser les points du rlung («loung»/vent) et du rlung («loung»/vent) descendant en appliquant de l'huile additionnée d'ase fétide et de roseau aromatique (acorus calamus, lis des marais).

Sensations de froid ou de plein de la vessie, mictions trop ou pas assez fréquentes causées par un excès de vent dans la vessie
- masser les points des reins et de la vessie en appliquant de l'huile additionnée d'herbe orna

Gonflement de l'utérus, menstruations avec des caillots, Interruption du flux menstruel ou pertes de sang en dehors du flux menstruel
- masser les points de la vessie, de l'utérus et des organes reproducteurs en appliquant de l'huile additionnée de pomme de mai (Podophyllum peltatum L.)

Bâillements trop fréquents à l'estomac vide, douleurs faibles dans la région du foie qui se manifestent tard le soir et à l'aube ou tôt le matin, douleurs aiguës dans la partie supérieure du dos, douleurs musculaires du dos, inappétence et confusion de la vue causées par un excès de vent dans le foie.
- Masser les points du foie sur le dos et sur le devant, en appliquant de l'huile additionnée de safran.

Douleurs dans la région rénale, surdité, bourdonnements d'oreilles causés par un excès de vent dans les reins.
- Masser les points des reins en appliquant de l'huile additionnée de curcuma (turméric).

Gonflement du corps, flatulence, gargouillements, douleurs dans la région de la rate causées par un excès de vent dans la rate.

- Masser les points de la rate avec de l'huile mélangée à du piper cubeba

Malaise avec la sensation d'avoir la partie supérieure du corps gonflée de soupirs, désorientation et confusion mentale, tremblements, vertiges, insomnies causées par un excès d'humeur vent dans le cœur:
- masser les points du cœur et du rlung («loung»/vent) en appliquant de l'huile additionnée de noix muscade.

Gonflement du visage et des paupières, toux avec des glaires comportant des bulles, accompagnée de difficultés à expectorer, toux nocturnes causées par un excès de vent dans les poumons:
- Masser les points et la région des poumons en appliquant de l'huile additionnée de suc (ou manne, ou sève) de bambou.

Sensations de rugosité et gerçure de la peau causées par un excès d'humeur vent dans la peau:
- Masser la peau et les points du rlung («loung»/vent) avec de l'huile de sésame (pure ou avec l'adjonction des autres ingrédients indiqués pour les déséquilibres du rlung («loung»/vent)).

Gonflements musculaires, rugosité et rougeur de la peau, acné et furoncles causés par un excès de vent dans les tissus musculaires:
- Masser tout le corps et spécialement les muscles et les points de l'humeur vent en appliquant de l'huile de sésame.

Inappétence, gonflements du corps, hypertrophie des glandes causée par un excès de vent dans les tissus adipeux:
- Masser, en appliquant de l'huile additionnée de grenade, les parties où sont présents les tissus adipeux et ceux où se trouvent les glandes.

Veines saillantes, dues à un excès de vent dans les artères et les veines
- Masser les vases sanguins concernés et les points du rlung («loung»/vent) en appliquant de l'huile additionnée de gingembre.

Excès de vent dans le sang, qui provoque une somnolence excessive et un

changement de couleur des veines:
- Masser tout le corps et en particulier les membres, les paumes des mains, les plantes des pieds, les points de la rate, du foie et du rlung («loung»/vent) en appliquant de l'huile additionnée de Caraganier de Sibérie.

Paralysie, rigidités des membres causées par un excès d'humeur vent dans les tendons:
- Masser les membres concernés en appliquant de l'huile de noix additionnée de graisse de moelle.

Douleurs aiguës ressenties en profondeur dans les os, maigreur, diminution de la force physique causée par un excès de vent dans les os:
- Masser tout le corps et en particulier les zones douloureuses, celles où les os sont saillants, et les points du rlung («loung»/vent), en appliquant de l'huile additionnée de gingembre.

Gonflements légers des articulations, cyphoses causées par un excès de vent dans les articulations:
- Masser les articulations en appliquant de l'huile de sésame additionnée d'acacia.

Insomnies, contractures musculaires causées par un excès de vent dans la moelle osseuse:
- Masser tout le corps et en particulier les points des os, de l'estomac et du rlung («loung»/vent), en appliquant de l'huile de sésame.

Diminution ou changement de couleur du liquide séminal, spermatorrhée dues à un excès de vent:
- Masser les points du rlung («loung»/vent) descendant et du liquide séminal, en appliquant de l'huile additionnée de gingembre.

Exanthèmes, maladies de la peau connectées au sérum:
- Masser les zones concernées en appliquant de la graisse de cheval ou d'âne.

Spermatorrhées causées par des dysfonctionnements rénaux:

- Masser en appliquant de la graisse de loutre sur la région et sur les points des reins.

Pour rendre plus claires l'intelligence et la mémoire:
- Masser tout le corps et en particulier la tête en appliquant du beurre clarifié ou bien de l'huile additionnée de noix muscade.

Schizophrénie, folie, évanouissements hystériques:
- Masser les points du rlung («loung»/vent), du cœur, des vases vitaux et de la tête en appliquant du beurre vieilli (rance).

Syndromes dépressifs, schizophrénie et folie:
- Masser tout le corps et particulier les points du cœur, des vases vitaux et du rlung («loung»/vent) en appliquant de la graisse extraite d'os d'animaux (moelle osseuse, gras animal).

Problèmes de vue:
- Masser tout le corps et en particulier les plantes des pieds en appliquant du beurre de lait de vache additionné de cumin.

Pour faciliter l'accouchement, prévenir les problèmes post-partum:
- Masser les points du rlung («loung»/vent), les paumes des mains et les plantes des pieds avec de l'huile de sésame additionnée de bois d'agar (aquilaria agallocha), cumin, noix de muscade et clou de girofle.

Pellicules, blessures difficiles à guérir
- Masser les zones affectées en appliquant du beurre clarifié additionné de santal rouge.

Cicatrices d'acné ou de furoncles
- Masser la zone en appliquant de la graisse de chèvre additionnée d'onosma (fausse-vipérine, fleur de montagne).

Brûlures
- Masser la zone en appliquant de l'onosma bouilli dans l'huile.

Pour savoir si le problème relatif aux organes internes ou aux organes des sens est dû à un excès de vent dans ces organes, on étudie la façon dont le patient réagit au massage. Si son état s'améliore et que le problème est résolu par le massage, par l'exposition au soleil ou à une source de chaleur et par un régime à base d'aliments nutritifs, cela indique que son problème est dû à un déséquilibre de l'humeur vent.

Maladies et problèmes pour lesquels les décoctions sont plus indiquées, et zones à masser:

Contusions avec œdèmes causées par des accidents
• appliquer localement une décoction à base de «khyung ngakpo» (qui doit être plongé dans l'alcool pendant un jour, jusqu'à ce que la couleur de l'alcool change) ou bien une décoction de primula fasciculata macérée dans l'eau pendant trois jours.

Taches rouges sur le visage et le corps, érythèmes, acné et furoncles
• appliquer une décoction de graines de moutarde, roseau odorant, calamo aromatico, sels (Sallucidum) et skimmia du Japon (Skimmia japonica) .

Douleurs aiguës, particulièrement dans la partie supérieure du dos, dues à des troubles du sang et maladies de la peau:
• appliquer une décoction de santal rouge, gentiane et d'herbe logotis (herbe de la steppe montagneuse) préparée avec de l'eau provenant de la neige des montagnes.

Maladies du foie
• appliquer une décoction de safran aux points du foie.

Mauvaise digestion
• appliquer une décoction de grenade aux points de l'estomac et puis les mains chaudes sur ces mêmes points.

En connaissant les propriétés médicamenteuses des différentes plantes, on peut en faire des décoctions et les appliquer aux points spécifiques du corps.

Contre-indications au massage

Le massage avec application d'huile est déconseillé pour quelques maladies :
- les indigestions, parce qu'elles sont en général caractérisées par un excès de phlegme dans le parcours digestif ; et l'huile a tendance à diminuer la chaleur digestive, provoquant un accroissement de Bad Kan («békan»/eau et terre) ce qui aggrave le problème.
- les raideurs des cuisses provoquées par un déséquilibre du rlung («loung»/vent), car ce problème est relié à un déséquilibre de Bad Kan («békan»/eau et terre) qui pourrait se trouver aggravé par l'huile.
- les allergies aux métaux ou aux pierres précieuses.
- les œdèmes accompagnés de fièvre.
- dans les maladies de Bad Kan («békan»/eau et terre) en général l'huile est contre-indiquée, mais si l'on y ajoute les bonnes herbes, elle peut être efficace pour des problèmes comme la mauvaise digestion.
- en cas de fractures osseuses et lésions du système nerveux, le massage avec pression est contre-indiqué.
- en présence de maladies infectieuses ou de blessures ouvertes provoquées par des armes, le massage doit être effectué avec les précautions nécessaires.
- le massage n'est pas indiqué pour les cancers en général, ou alors c'est un autre type de massage très léger et principalement sur les 5 portes du vent : point couronne, plantes des pieds et paumes des mains, avec de l'huile chaude.

Chapitre VII
Les substances huileuses utilisées pour le massage

Les substances huileuses et les décoctions sont les principales substances utilisées pour le massage tibétain. Les substances huileuses comprennent différents types de beurre, huiles de graines, moelle osseuse et graisses animales et elles sont dans le même ordre plus douces, fortes, lourdes et fraîches les unes que les autres. Dans l'alimentation, les substances huileuses augmentent la chaleur corporelle, renforcent le corps, donnent un teint sain et plaisant, éliminent les déséquilibres énergétiques et protègent la mémoire et le pouvoir perceptif des sens, c'est pourquoi elles ralentissent le vieillissement et rallongent la vie. Elles sont particulièrement efficaces pour soigner la faiblesse de l'organisme, le vieillissement, la rugosité de la peau, la fatigue due au surmenage et d'autres problèmes liés aux déséquilibres de l'humeur vent.

Voici la description des qualités particulières et des propriétés médicinales du beurre et des huiles.

Le beurre
Propriétés générales du beurre
Le beurre a différentes propriétés, selon qu'il est frais, vieilli ou clarifié.

Le beurre frais donne la force physique, un beau teint, accroît la virilité, arrête la diarrhée, soulage les maladies dues au déséquilibre de mKhrispa («tripa»/feu) et du rlung («loung»/vent) ensemble, les maladies du sang, soigne les hémorroïdes et la tuberculose.

Le beurre vieilli d'un an a les propriétés médicinales suivantes :
- soulager les symptômes de la folie, soigner l'amnésie,
- soigner les évanouissements, soulager les dysfonctionnements cérébraux,
- soulager les maladies du nez, soulager les maladies des yeux,

Le beurre clarifié possède les plus grandes propriétés :
- il rend l'intellect et la mémoire brillants, il accroît le sens de la dignité,
- il développe la chaleur métabolique, il renforce la puissance perceptive des sens,
- il donne de la luminosité à la peau et au corps un aspect juvénile,

- il améliore le son de la voix, il est un co-adjuvant dans le traitement de la bronchite,
- dans le traitement de la tuberculose, des tumeurs,
- appliqué localement, il soigne les blessures et les brûlures,
- il soulage les troubles de mKhrispa («tripa»/feu), les intoxications, la folie, la pâleur, la maigreur excessive, la grippe,
- il est particulièrement efficace pour soulager les symptômes de l'excès de l'humeur vent qui se manifestent par des maladies de la peau et de la tête.

Le beurre a donc de multiples qualités, la meilleure étant de favoriser la longévité. Appliquer de manière externe, il est absorbé à travers les pores de la peau et ses effets bénéfiques sont les mêmes que s'il est ingéré. Le beurre de brebis soigne les maladies de nature froide, celles causées par l'humeur vent et augmente la chaleur métabolique. Le beurre de chèvre soulage la fièvre accompagnée de troubles du rlung («loung»/vent). Le beurre de vache est le meilleur dans l'absolu, bien supérieur aux deux autres et il soigne toutes les maladies.

Comment préparer le beurre clarifié

Mettre le beurre, de quelque type que ce soit, dans une poêle à feu doux. Il se séparera naturellement en une partie jaune et une partie blanche. La partie jaune est le beurre clarifié qui remontera à la surface alors que le résidu se déposera au fond. Si la partie blanche demeure au fond de la poêle quand on verse le beurre, cela veut dire que la clarification est bien réussie.

Huiles de graines

Huile de sésame : elle est recueillie à partir du sésame blanc ou noir, qui ont tous deux des qualités pénétrantes et chaudes.
- aide à la constitution de chair et de graisse chez les personnes maigres, aide à faire maigrir les personnes grasses, donne un beau teint, rend la peau lisse, favorise la croissance des cheveux et des sourcils, soigne les maladies provoquées par des déséquilibres de Bad Kan («békan»/eau

et terre) combinés à des déséquilibres du rlung («loung»/vent).
Cependant, un usage abusif peut provoquer des problèmes de mKrispa et de phlegme.

Huile d'olive : elle combine les cinq saveurs suivantes : douceur, âpreté, salé, amère et astringente.
- soulage les troubles des trois humeurs.

Huile de moutarde, blanche ou noire :
- soulage les maladies du rlung («loung»/vent) quand elles sont en phase initiale; elle est de qualité très chaude, mais peut être utile en cas de problèmes lymphatiques, intoxications, infections.
Cependant, abuser de cette huile peut provoquer des troubles de mKhrispa («tripa»/feu) et de Bad Kan («békan»/eau et terre), de la constipation et bloquer l'urine.

Huile de pêche: s'obtient en pressant les noyaux de pêche.
- Prévient la chute des cheveux et des sourcils.

Huile de lin : sa douceur
- Aide à soigner les maladies de Bad Kan («békan»/eau et terre) et de mKhrispa («tripa»/feu).
Toutefois, le goût piquant qu'elle prend pendant le processus digestif peut faire baisser la vue et diminuer le liquide séminal.
L'extrait de graines de lin après ébullition peut être appliquée sur la peau pour faire mûrir le pus présent dans une enflure.

Les huiles qui sont appliquées sur le corps doivent être extraite des graines par une méthode naturelle, et ne devraient pas être additionnées de substances chimiques telles que les conservateurs.

Lait de massage
Le lait qui a absorbé l'essence de différents ingrédients médicinaux peut être utilisé comme une crème pour le massage pour soigner divers types de problèmes.

Le lait en général :
- tonifie la peau,
- renforce les organes de perception,
- revigore les constituants physiques,
- développe le liquide séminal,
- soigne les troubles dus au vent et à mKhrispa («tripa»/feu),
- cependant, ses propriétés un peu lourdes peuvent faire augmenter Bad Kan («békan»/eau et terre).

Le lait chaud juste trait est semblable à un nectar, il a la capacité de renforcer les fonctions et les constituants internes de l'organisme.

Le lait trait de la veille, si on le boit froid est lourd et frais et peut être à l'origine ou contribuer au développement de maladies d'origine bactérienne et phlegme.

Le lait bouilli et bu chaud a des qualités chaudes et légères, mais cependant s'il a bouilli longtemps, il devient lourd et difficile à digérer.

Le petit lait qui reste après que l'on ait extrait le beurre a des qualités rudes et fraîches.

Propriétés des différents types de laits

Le lait de vache :
-   aide à engraisser, renforce l'organisme, est un adjuvant dans la thérapie des tuberculoses et bronchites, soigne les problèmes de mKrispa et de sang, soigne les refroidissements, la grippe, la fatigue, les vertiges, soulage les symptômes de mictions trop fréquentes et les difficultés respiratoires, réduit les mucosités.

Le lait de buffle est lourd et rafraîchissant, il est facilement digestible et aide à soigner l'insomnie.

Le lait de brebis peut soigner les déséquilibres du rlung («loung»/vent), peut aussi faire augmenter mKrispa et Bad Kan («békan»/eau et terre) et provoquer des problèmes respiratoires et de la sinusite.

Le lait de chèvre convient en cas de grippe, de problèmes respiratoires, de fièvre, de problèmes de mKrispa et de sang.

Le lait de jument et d'ânesse a une saveur piquante, acide et salée. Il soigne les problèmes pulmonaires et la raideur des membres, cependant, il diminue l'intelligence.

Le lait maternel peut aider à soigner des problèmes des humeurs vent et mKrispa, des problèmes de sang, des blessures. Versé dans le nez il soigne les affections nasales, alors que appliqué aux yeux en soigne les lésions externes. Si on le boit bouilli, il accroît la virilité.

Comment préparer le lait
On choisit des herbes médicinales ayant des propriétés analogues à celles du lait que l'on a l'intention d'utiliser, et on en moud grossièrement un hectogramme. On plonge les herbes ainsi moulues dans un demi litre d'eau pendant trois jours, temps nécessaire pour que leur essence se répande dans l'eau, on filtre ensuite la préparation et on la fait bouillir sur le feu jusqu'à ce que les deux tiers du liquide se soient évaporés. On filtre à nouveau avec du coton léger, on y ajoute une quantité égale de lait et on le fait bouillir encore une fois, a feu doux, sans cesser de remuer, jusqu'à ce qu'il soit réduit de moitié. Le lait ainsi préparé peut être utilisé pour le massage, avec ou sans l'addition d'un peu de beurre.

Chapitre VIII
Les épices et les herbes pour le massage

Suivant le problème spécifique dont souffre le patient, on peut ajouter à l'huile de massage une herbe médicinale ou une préparation médicinale. Dans la pharmacopée tibétaine on utilise environ trois mille plantes, mais ici nous en décrirons seulement quelques unes qui se trouvent facilement, même en Occident.

Propriétés curatives des divers ingrédients.

Safran.
Indications: toutes les maladies du foie, chroniques ou débutantes, hémorragies, ictère, il confère la vigueur aux constituants du corps, il est en outre très efficace pour soulager la fièvre.
On en utilise la fleur, qui est cueillie en juillet et août et séchée à l'ombre.

Noix muscade
Indications: déséquilibres du rlung («loung»/vent), syndromes dépressifs, insomnie, accroît la chaleur corporelle,
favorise la digestion, stimule l'appétit.

Clou de girofle
Indications: problèmes relatifs aux vases sanguins principaux, comme l'aorte et la veine cave, problèmes du rlung («loung»/vent) de nature froide, insomnie, maux de dents, accroît la chaleur métabolique de l'estomac et du foie, aide la digestion, stimule l'appétit.

Cardamome
Indications: maladies des reins, tous les types de maladies de nature froide, accroît la chaleur des reins, aide la digestion, stimule l'appétit.

Noix de Betel
Indications: accroît la chaleur des reins, renforce les dents, tue les germes et les parasites intestinaux.

Raisin
Indications: maladies pulmonaires, problèmes respiratoires des nouveau-nés, maladies de la gorge et du larynx, asthme, constipation, diffi-

cultés à uriner.

Baies de genièvre
Indications: constipation, inflammations des poumons, du foie, des reins, de la rate, de la vessie, douleurs rhumatismales, menstruations irrégulières.

Noix
Indications: déséquilibres du rlung («loung»/vent), raideurs, paralysies, constipation, renforcent le corps, stimulent la production de lait maternel, appliquées sur la tête, favorisent la croissance des cheveux.

Bombax Ceida (arbre à coton)
Indications: excès de chaleur du cœur et du foie, maladies de mKhrispa («tripa»/feu), diarrhée, pneumonies.

Poivre noir
Indications: maladies du froid dues à Bad Kan («békan»/eau et terre), accroît la chaleur digestive, stimule l'appétit, soigne les intoxications alimentaires, arrête la diarrhée du froid, soulage la fièvre provoquée par l'indigestion.

Poivre long
Indications: maladies de nature froide, débarrasse du mucus, soulage les problèmes respiratoires, flatulences, gargouillements, accroît la chaleur des reins.

Santal blanc
Indications: appliqué localement il soigne: fièvres cutanées, excès de chaleur pulmonaire et cardiaque, calme les fièvre aiguës de diverses origines, son arôme améliore la perception des sens, soulage la somnolence, infuse la clarté d'esprit.

Santal rouge
Indications: fièvres connectées à des maladies du sang, sang épais, hypertension, douleurs de la partie haute du dos causées par des déséqui-

libres de l'humeur vent et du sang. Appliqué localement, en pommade, soigne les gonflements des articulations.

Tamaris mineur
Indications: assèche l'excès de sérum, soigne les fièvres associées à des maladies du sang, arrête la diarrhée, aide en cas d'empoisonnement.
En médecine, on utilise les fleurs et les feuilles qui se recueillent en mai et juin.
Avant de faire sécher les feuilles, on les découpe en fines lamelles.

Grenade
Indications: soigne les maladies de l'estomac, accroît la chaleur digestive, c'est un remède très efficace dans le traitement de tous les types de maladies du froid provoquées par un déséquilibre de l'humeur phlegme, stimule l'appétit, arrête la diarrhée causée par le froid.
En médecine, on en utilise toutes les parties, même l'écorce.

Aquilaria Agallocha ou bois d'agar
Indications: le bois de cet arbre est l'une des substances les plus efficaces dans le soin des problèmes suivants: syndromes dépressifs, dépression; excès de chaleur au cœur, excès de bile dans le cœur; fièvres associées à des troubles du rlung («loung»/vent) et des insomnies.

Cumin
Indications: troubles du rlung («loung»/vent) (en particulier syndromes dépressifs), excès de chaleur au cœur, intoxications, problèmes des yeux.

Gingembre
Indications: maladies dues à des déséquilibres de Bad Kan («békan»/eau et terre) et du rlung («loung»/vent), accroît la chaleur digestive, stimule l'appétit, favorise la circulation sanguine.

Curcuma
Indications: intoxications, infections, hémorroïdes,

Chirata (swertia chirayita, gentiane indienne)
Indications: problèmes du sang, problèmes biliaires, fièvres et en particulier, inflammations de la vésicule.

Saxifrage
Indications: excès de chaleur du foie, excès de chaleur de la vésicule biliaire, excès de chaleur de l'intestin grêle et du gros intestin, coliques intestinales.

Cyperus odorant , ou souchet rond (souchet à tubercules, herbe à oignons)
Indications: enrouements, fièvres contagieuses, maladies de Bad Kan («békan»/eau et terre), diarrhée associée à des troubles de nature chaude.

Panax Ginseng
Indications: soigne les intoxications, fortifie le corps, favorise la longévité, rétablit les fonctions des reins.

Valériane
Indications: fièvres chroniques, intoxications, enflures, pus, infections des articulations, maladies infectieuses contagieuses, dysfonctionnements et maladies de la rate, coliques intestinales.

Pavot
Indications: fièvres dues à des problèmes du sang, fièvres aggravées par une alimentation ou un comportement inappropriés, est excellent pour soulager les douleurs de la partie supérieure du dos.
En médecine, on en utilise les fleurs.

Angélique
Indications: excès des liquides dans les articulations, douleurs dans les régions des reins et de la taille, anémies, troubles gastriques,
On en utilise la racine qui est extraite dans les mois d'octobre et de novembre.

Racine de lotus

Indications: fièvre causées par des troubles du sang, rend de la vigueur à l'organisme, confère de la luminosité.

Gentiane
Indications: laryngites, bronchites, tous types de fièvres. Les gentianes blanche et la bleue ont les mêmes propriétés, la bleu foncée soigne les hémorroïdes et les infections cutanées. On utilise toute la plante et elle se recueille en août, septembre et octobre.

Khyung ngakpo
Indications: grippe, inflammations de la vessie et de l'intestin grêle, soigne les blessures causées par des serpents et des scorpions et les piqûres d'insectes.
On utilise toute la plante et on la récolte en juillet et août, avec des gants épais.

Khyung karpo
Indications: arthrites, infections cutanées et musculaires, distorsions des articulations, est très efficace pour soulager les douleurs articulaires.
On utilise ses racines. Il s'agit d'une plante vénéneuse, il faut donc prendre les précautions nécessaires.

Bardane ou burdock (Arctium lappa)
Indications: désintègre les calculs rénaux et biliaires, soigne les maladies gynécologiques à caractère inflammatoire, soigne les maladies neurologiques.
On en utilise les graines qui sont récoltées en août et septembre.

Armoise blanche
Indications: laryngites, bronchites.
On utilise toutes ses parties, elle se récolte en juillet et août.

Ortie
Indications: indigestions de verdures, facilite la digestion, soigne les déséquilibres du rlung («loung»/vent) et renforce l'organisme.
On la récolte à peine éclose.

Dent de lion, ou pissenlit
Indications: ulcère à l'estomac, excès de chaleur à l'estomac, inflammations de la vésicule biiaire, fièvre élevée.
On utilise toute la plante, et elle se récolte en septembre et octobre.

Muscade
Indications: arthrite, hypertrophie des jointures.
On utilise toutes les parties de la plante.

Gentiane
Indications: fièvres, diarrhées associées à de la fièvre, grippe, enflures dues à des inflammations.
On utilise toutes les parties et on la récolte en juillet et août.

Sauge
Indications: calme les maux de dents, soigne les problèmes de la bouche, l'excès d'inflammations hépatiques. On en utilise toutes les parties, elle se récolte en juillet et août.

Geranium pratense
Indications: engourdissements cutanés, grippes qui traînent longtemps, fièvres chroniques, douleurs abdominales aiguës, douleurs intercostales et à la partie supérieure du dos, problèmes mentaux, maladies pulmonaires, problèmes aux yeux, maladies infectieuses, fièvres.
On en utilise toutes les parties. La fleur se récolte en juin et juillet, la racine en septembre et octobre.

Pomme de Mai (racine de mandrake, podofillo, Podophyllum peltatum L.)
Indications: douleurs associées à des interruptions et irrégularités du flux menstruel, maladies gynécologiques, difficultés pendant l'accouchement et la période post-partum, troubles des reins, problèmes de la peau et du sérum, leucémie.
On utilise toute la plante, elle se récolte en juin et juillet.

Les « six bonnes Substances »

Ce que l'on nomme les « six bonnes substances », sont : la noix muscade, le suc ou sève du bambou (Bambusa arundinacea), le safran, la cardamome noire (kakola), la cardamome verte et le clou de girofle. La noix de muscade est la meilleure substance pour le coeur, le bambou pour les poumons, le safran est bénéfique au foie, la cardamome noire à la rate et au pancréas, la cardamome verte aux reins et le clou de girofle protège l'aorte et la veine cave.

Comment préparer des huiles et des décoctions

La préparation des huiles médicinales ne doit comporter aucun additif ni aucune substance chimique. Les ingrédients utiles pour des problèmes spécifiques peuvent macérer ou bouillir dans l'huile pour lui communiquer leurs propriétés.

Les ingrédients qui traitent les maladies de nature chaude doivent être immergés dans l'huile froide, ceux qui traitent les maladies de nature froide doivent être immergés dans l'huile bouillante. Avant de macérer ou d'être bouillis, les ingrédients médicinaux devront être hachés grossièrement.

Macération dans l'huile bouillante

Prendre 250 grammes d'un ingrédient ou, s'il s'agit de plusieurs ingrédients, prendre une quantité égale de chacun pour arriver à un total de 250 grammes et les plonger dans un demi litre d'huile bouillante dans un récipient de terre cuite ou de porcelaine. Mettre le récipient dans un endroit chaud ou au soleil et le laisser au moins une semaine (ne pas le laisser dehors pendant la nuit). Le meilleur moment pour ce type de préparation est l'été. L'huile ainsi obtenue aura un pouvoir de chaleur.

Macération en huile froide

Les quantités et les proportions sont les mêmes que ci-dessus, mais les ingrédients seront plongés dans de l'huile froide et le récipient sera placé en un endroit frais ou en plein air et exposé à la lumière de la lune pendant au moins dix jours. L'huile ainsi obtenue aura un pouvoir froid.

Ebullition dans l'huile au « bain marie »

Mettre un demi litre d'huile dans un récipient de terre cuite et ajouter 250 grammes des herbes médicinales nécessaires. Couvrir le récipient qui ne sera pas mis directement sur le feu, mais plutôt dans une casserole au bain marie, on laisse bouillir pendant quatre ou cinq heures à tout petit feu. Filtrer l'huile pour éliminer les résidus d'herbes et sceller le récipient avant de la conserver. L'huile ainsi obtenue aura un pouvoir froid.

Ebullition dans l'huile directement sur le feu
Mettre le récipient de terre cuite avec l'huile et les ingrédients médicinaux directement sur le feu et les faire bouillir pendant deux ou trois heures à feu très doux. Filtrer avant de conserver. L'huile ainsi obtenue aura un pouvoir chaud.

Une manière plus complète et traditionnelle de préparer l'huile
1. Choisir les plantes déjà séchées et les mettre dans un récipient de cuivre contenant de l'huile (de préférence d'olive ou de sésame) ou du beurre. Pour une part d'huile, on ajoute trois parts de plantes.
2. On fait bouillir jusqu'à ce que l'huile ou le beurre soient complètement absorbés par les herbes. On éteint le feu quand il ne reste plus aucun liquide. (on peut aussi faire macérer les plantes dans l'huile).
3. On prépare deux sortes de récipients, tous deux en argile, l'un avec le fond troué, l'autre d'un diamètre inférieur de telle sorte à ce qu'il puisse s'encastrer dans le premier.
4. Dans le récipient du haut on met les plantes, puis on le ferme avec un couvercle scellé.
5. On enterre le récipient placé en dessous jusqu'à l'embouchure. Sous le vase enterré, on fait passer un tube avec de l'eau pour refroidir l'huile continuellement.
6. On allume un feu de bois autour du vase supérieur et on fait brûler pendant au moins six ou sept heures, en essayant de garder la température constante.
7. Avec la chaleur, l'eau coule du vase supérieur dans le vase inférieur, et on obtient ainsi l'huile de massage.
8. On verse l'huile ainsi préparée dans un récipient.

Comment préparer les décoctions

Les décoctions peuvent être préparées par macération ou par ébullition.

Ebullition
Plonger 100 grammes des ingrédients médicinaux dans un demi litre d'eau. Faire bouillir à feu doux jusqu'à ce qu'un tiers de l'eau soit évaporé. Filtrer pour éliminer les herbes.

Macération
Faire bouillir l'eau puis retirer du feu et ajouter les ingrédients médicinaux. La macération peut être faite également dans l'eau froide : dans tous les cas, les herbes devront rester dans l'eau au moins trois jours.

Table des matières

Avant-propos de l'éditeur	5
Avant-propose de l'auteur	7
Introduction à la médecine tibétaine	8
Origines du massage tibétain	13
Chapitre I : principes de base	17
Le corps	18
Les trois humeurs	20
Santé et maladie	25
Les soins	26
L'observation	26
Le pouls	27
Éthique du médecin tibétain	31
Chapitre II : massage pour tous, massage bien-être	33
Typologies	34
Huiles	39
Parties du corps à masser	39
Saisons et humeurs	43
Chapitre III : massage rééquilibrant	45
Diagnostic humoral	46
Chapitre IV : techniques de massage	55
Préparation et lieu	57
Moment	58
Techniques de respiration	59
Position	61
Protection	61
Le massage	62
Application de l'huile : chug pa	63
Tête	64

Visage	65
Cou	66
Thorax	64
Abdomen	65
Membres supérieurs	65
Membres inférieurs	65
Mobilisation des articulations : tsig jor	66
Application de la chaleur : srowa	70
Pétrissage et pressions : nye	72
Sur les muscles : sha nye	73
Tronc	77
Dos	79
Membres supérieurs et inférieurs	83
Tendons	85
Tête, visage	85
Sur les canaux : tsa nye	86
Enlever l'huile : phyis	90
Illustrations	**93**
Sièges principaux des humeurs	94
Éléments, organes, membres	95
Schémas des humeurs	96
Canaux	99
Buguchen	99
Ja Che	100
Ratna	101
Points	102
Tête	102
Oreilles	104
Postérieurs de la tête	105
Visage	106

Dos	107
Torse	109
Membres supérieurs	110
Membres inférieurs	112
Chapitre V : massage des points critiques	117
Localisation, indications thérapeutiques	120
Tête	120
Visage	125
Oreilles	128
Postérieurs de la tête	130
Dos	132
Torse	137
Traitement des points	141
Vertèbres	141
Thorax	142
Localisation, indications et traitement des points des membres supérieurs et inférieurs	142
Chapitre VI : Indications et contre-indications	151
Indications des massages à l'huile	152
Indications des massages aux décoctions	159
Contre-indications	160
Chapitre VII : substances huileuses	161
Beurre	162
Huiles	163
Lait	165
Chapitre VIII : herbes et plantes	167
Les Six Bonnes Substances	173
Préparation des huiles	175

Dépôt légal : novembre 2019
© 2019, SKY - ISBN : 9782322188468